プロローグ

いつかはクリニック

医学部に入学し、当初より内科系の医師になることをめざしていた。外科系のセンスは持ち合わせていないとわかっていたからだ。自分のなかでの当時の外科のイメージは、指が細くしかも長く、根気があり体力も必要というものであった。悲しいかな、私の小学校時代の図画工作は頑張っても4（5段階評価の）であった。さらにいうなら、小学生のときに習っていた算盤で隣の珠をはじくほどの丸っこい指であった。限界を悟り5級でやめた。算盤塾をさぼって小学校の運動場でソフトボールをしていた日々であった。つまり、体力はあったが根気はなかった。その点でも外科医になるのはとうてい無理であった。

学生時代の病院実習や研修医時代に、多くの入院患者さんと接することができた。身体的な病気で入院しているが、訴えられることは入院に関してのの不安、治療や手術に関してのの不安、将来の不安がほとんどであった。その頃から「不安、心」に興味を持ち、精神科に入局するイメージができていった。精神科医になり、大学病院の精神科（外来・病棟）、精神病院（外来・病棟）、総合病院の精神科外来で勤務する機会を持つことができた。一口に精神科といっても、病院によって来院される方がずいぶん違うことを肌で知った。また、「精神科には行きたくないので内科で相談しているのです」という方の多さを痛感した。その頃から、そんな人たちが気軽に来院できるクリニックをつくりたいと思い始めていた。

「いつかはクラウン」というキャッチコピーがあったが、自分のなかでは「いつかはクリニック」になっていた。その思いがかない、平成10年9月7日に「メンタルクリニック」として開業したのであるが、実をいうと、愛知県尾張地区では、「メンタル」という言葉を使ったのは私が初めてである。当時、東京、大阪、名古屋の大都市では地下鉄主要駅の近くに多く存在していた。しかし、閉鎖的で世間体を気にする尾張地区で、「メンタルクリニック」が受け入れてもらえるのか、それ以上に「メンタルクリニック」が何科なのかわかってもらえるのだろうか、という不安を持ちながら開業した。

想像を絶する勘違い

開業する前に歯科と間違えられることは予想していた。そう、「メンタル」と「デンタル」である。案の定、一人の若い女性が自動ドアから受付に入って周りを見渡し、雰囲気が違ったのか、はたまた、歯科独特の臭いがなかったのか、「ここは歯医者さんとは違いますよね」と言って帰っていかれた。ある人は、診療申込書に「右上の奥歯が痛い」と書いた。最初の数年で6人の方が歯科と間違えて来院された。

白クマが寝ている姿を当クリニックのロゴマークにした。看板にも診察券にも使っていた。白クマは、私のイメージである。そう、大きく肌が白いところである。よく母親は、「日焼け止めクリームを塗った私より、どうしてあなたのほうが肌が白いの」とくやしがっていた。寝そべっているクマには、「のんびりやりましょう」という患者さんへのメッセージが込められている。しかし、あのクマは私の意に反して、ライオン、犬、羊に見えるらしい。「あれは絶対クマなのに」といくら私が力んでも、ほかの動物に見えてしまう人がいる。そうなのです。クマに見えなくても動物に見える。だから、動物病院に間違えられるのである。

ある日、老婦人が新患として来院された。饅頭箱を持って。しかし、その饅頭箱は包装されていない。箱の中には、ペットのハムスターがいるらしい。当院のスタッフが「どうされましたか」と尋ねると、「調子が悪いのです。ハムスターが……」と。スタッフも私もこの時点では、ペットと一緒に来院された御婦人の具合が悪くなったと思っていた。当たり前である。するとその御婦人は、おもむろに饅頭箱のフタを開け、「見てください。ハムスターを」と言われるのである。しかし、それは「見てください」ではなく、「診てください」だったのだ。しばらくして、我々も事情がわかり、うちのスタッフは、こう答えた。

「誠に申し訳ございませんが、当院は人間相手なんです」

すると、その御婦人は、顔を紅潮させ「ここは動物病院と聞いて来たのですが……」と言い、グッタリとしたハムスターの入った饅頭箱を持ち、足早に去っていかれた。本来なら、動物病院をお教えするべきだが、あまりにも逃げ足？が速く、お伝えできなかったのが残念であった。ここでもう一つ、あることに気がついた。当院を動物病院と聞いて来たということは、もう一人間違えていた方がこの世の中にいるということである。

ウソのような勘違いはまだまだ続く

職員旅行の際、泊まった宿（映画「失楽園」で黒木瞳さん、役所広司さんがロケに使った堂ヶ島温泉「小松ビューホテル」、職員旅行なので我々一行は失楽園からは程遠いイメージではあったが）で、中村メンタルクリニック御一行様であるはずの字が違うのである。「中村メンタルクリ」まではよかった。そのあとに続くはずの「ニック」が「ーニング」となっていたのである。続けて読むと「中村メンタルクリーニング」なのである。日本語に訳すと「心の西洋風の洗濯」となる。妙にお洒落な気分になってしまった。

もうこれ以上間違えられることはないだろうと油断していたら、今度は「中村メンテナンスクリニック様」という郵便物が届いた。確かに心のメンテナンスをしているので、妙に納得してしまった。でも、それなら「中村メンタルメンテナンスクリニック」が正解である。しかし、この名前ではいかんせん長すぎる。その後、「中村メタルクリニック」と間違えられたこともあったが、金属を持ち込まれて加工してくれと言われたらどうしようかと思った程度であった。「中村レンタルクリニック」と間違えられたこともあった。何をお貸しすればよいのかと戸惑う自分がいた。スタッフと食事をして帰り際に領収書をいただいた。宛名が「中村メンズクリニック」であった。面白かったが、領収書としては意味をなさないので書きかえてもらった。確かにレディースクリニックがあるならメンズクリニックもありかと思った。しかし、当クリニックの患者さんは3対2で女性の方が多い。開院当初にはまったく予想していないことだった。

立地の良さが不幸を招く?

予想できなかったことといえば、ほかにもある。「駅に近くていい場所ですね」と周りの人から言われたが、その「いい場所」が時として「悪い場所」になる。実をいうと、クリニックの前がバスツアーの発着場所になるのである。5、6社以上のバスが入れかわりたちかわり、朝の8時から9時と夕方から夜にかけて停まるのである。駐車場の前には、「出入り口につき駐車禁止」というポールを立てているのだが、そんなことはおかまいなしである。目に余るので、某観光会社には電話で苦情を伝えたほどである。挙げ句の果てに、観光バスの運転手さんのなかには、当院に入ってきて、「ここは何科ですか」と大声で質問する人がいる。待合室には患者さんがいらっしゃるのに! こういうときは、なかなか精神科と答えることができないので、「不眠症とか、悩み相談で心療内科のようなことをやっています」と答えるようにしていた。

それ以上に困るのは、バスツアーから帰ってきたおばさまたちが、荷物やお土産の仕分けを玄関前で始めることである。しかも大声で! 場合によっては、自動ドアが開いてしまうこともある。ドアの開いていることに気がつかないまま、「これは○○さんのもの、あれはあんたのだがね」と始まる。おかげで入口の自動扉をセンサーではなく、押しボタンで開くタイプに変更する羽目になった。

院長の携帯電話を24時間オープンに

患者さんには、学生さんや社会人（仕事をしている）が多いので、土曜の午後、第2・4日曜の午前も診療をしている。家族同伴でしか受診できない人も助かっているようだ。休診日や夜間の対応は当初、クリニックの留守電に伝言を入れてもらうと院長の携帯電話に転送され、その内容を聞いて、こちらからかけるスタイルをとっていた。しかし、このスタイルには様々な問題点があった。まず、当時の携帯電話は、地下街やビルの中でも圏外になりやすいために、上手く転送されないことも多かった。そのために患者さんとしては、留守電に入れたのに、院長から電話がかかってこないことで、ヤキモキしたりイライラしたりすることになった。また、こちらから電話する際、非通知拒否の電話器もあり、図らずもナンバーを通知することになってしまった。留守電に報告のメッセージが入ることもある。「調子が悪いので、明日伺います」、「今日も一日無事働けました。ありがとうございます」。「最近調子がいいです。ありがとうございます」と夜中に入っていたこともある。そんな電話は嬉しいし、ほっとするが、夜中は眠い。

そこで、思い切って院長の携帯電話をオープンにした。たぶん、日本全国を探しても、Dr.の携帯電話のナンバーを通院患者さんに教えている精神科の病院やクリニックは、当時なかったと思う。今でもひょっとしたらないかもしれない。お教えすることにより、一般的には、夜中も休みの日も、電話がかかってきて大変になることが予想されるのでしないだろう。しかも、院長は携帯電話を一本しか持っていない。

しかし、意外なことが起きた。当クリニックの患者さんが常識的な方が多いのか、夜11時以降の電話が極端に減った。今となっては、その時間帯の電話は1か月に1件あるかどうかである。いつでもつながるという安心感なのであろう。患者さんにとっても、私にとっても、精神衛生上良かったようである。

よろず相談所「こもれび」開設

医療だけではサポートできないケースが多く、仲間が集まる場所として「こもれび」をつくった。しかし、それだけでは解決にならない。言葉は悪いかもしれないが、「たまり場」になってしまう危険性もある。医療機関にはかかりたくないが相談したい方、本人は通院する意思はないが家族が困っている方の相談に乗っている。年金などの制度の使い方についてなど、相談内容も発展している。

現在は、こもれびの一角に「プチカフェ中村屋」を作り、飲み物（150円）、パン・クッキー（130円）を提供している。患者さんの就労体験のためにカフェコーナーを活用し、ときには窓口の案内や電話対応を「ワークチャレンジャー」と称して、患者さんに手伝ってもらっている。また、患者さんの作品発表の場としても提供している。今まで、写真、絵、アクセサリーなどの展示をした。変わり種としては、マッサージ整体のコーナーを設けたことである。さらに発展させて、現在休職中の方の復職グループを作り、週に2回ミーティングと勉強会をし、復職の準備、再休職を防ぐための工夫をしている。

紆余曲折を経て知名度が上がる

クリニックを認知してもらうのには苦労した。当時ＮＴＴのタウンページは我々の科にとって絶対的な広告媒体であった。毎年、8月頃に各家庭に新しい版が配布されていた。確か1月頃にはその年の広告受付が終了するので開院時にはその契約に間に合わず、1年間タウンページに掲載されていないクリニックであった。看板は見かけるが、タウンページには載っていない怪しいクリニックだったのだ。

開院当初は白衣を着て診療にあたっていた。怪しいクリニックと思われるのを防ぐためである。ざっくばらんに話していただきたいので、白衣を脱いで診療をしたかったというのが本音である。おかげさまで当院が認知されてからは、白衣を着用せず診療にあたっている。白衣が似合わないとか、経費削減の意味ではないことを伝えておきたい。診察室内に電動つくばいを置き、水の流れる音を演出してみた。また、思い切って診療机も普通の机から円卓に変えてみた。決して中華料理を食べるわけではないが、変えてみた。

開業してしばらくすると、クリニックの敷居が低くなったせいか、今までなら病院にかからなかった人たちの来院が増えてきた。「薬の効きが勝負」という病気ではなく、人生相談的な人、ちょっとスランプの人、アドバイスを求めてくる人などである。一時、真剣に院名を「中村ライフアドバイザークリニック」にしたほうが良いのではと考えたほどである。しかし、この名前だとまた間違えられることになる。海辺の救助隊の仕事（ライフセーバー）、そう「中村ライフセーバークリニック」である。しかも、私は海やプールに入ると中耳炎になるので、小学校卒業以来入っていない。たぶん水着も似合わない。一応、毎日入浴はしている。

話は飛んでしまったが、こんな日々を送るうちにも、クリニックの名前はそれなりに浸透していった。紆余曲折、遠回りをたくさんしたが、患者本位の取り組みが評価されたのか、患者さんからの評価が実感できるようになってきたのだ。『患者が決めた！いい病院（2007年度版）』（オリコン・エンタテインメント）のうつ病・東海エリアの総合満足度第1位の病院に選ばれたときは素直に嬉しかった。

やせ願望もやせ我慢もホドホドに

しろくま院長の笑いの処方箋

1日

ささやかな目標。

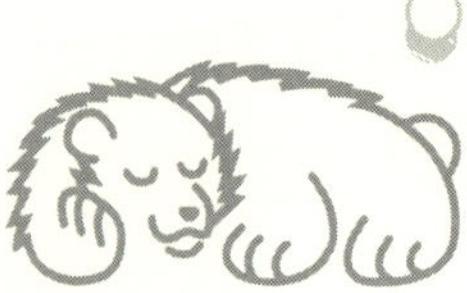

ささやかな目標を持つことで、
生活に張りが、できそうです。
院長にもあります。
ささやかな目標が。
体はささやかでは、ございませんが……。
院長の目標は、
毎日決まった時間に起きる、
毎日朝食をとる、
休みの日には好きなことをする。

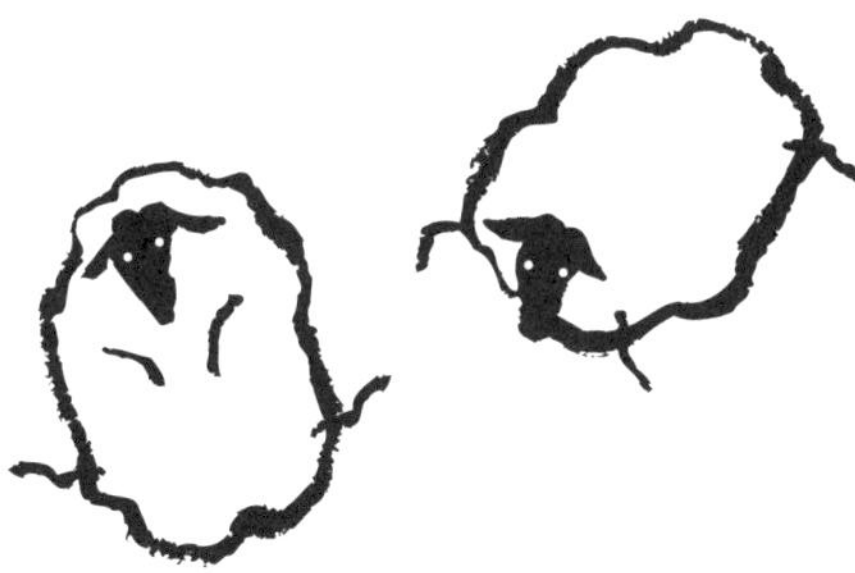

2日

「焦り」は禁物！

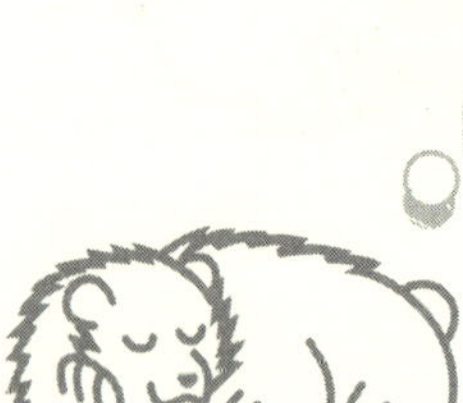

あ…あまり
せ…せっかちだと
り…リタイアということになります

せっかく良くなったのに、
焦ってがんばると、また悪化します。
「こころの健康」には、「あせり」は不必要です。
「からだの健康」には、「ぱせり」は必要です。
でも、みなさん食べないですよね、パセリ……。

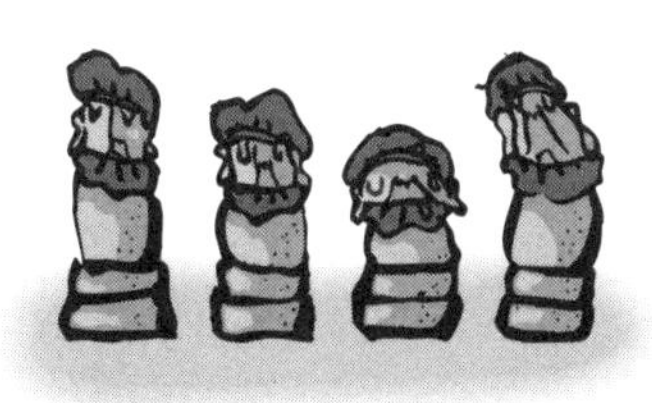

3日

ひらめき
ときめき
きらめき

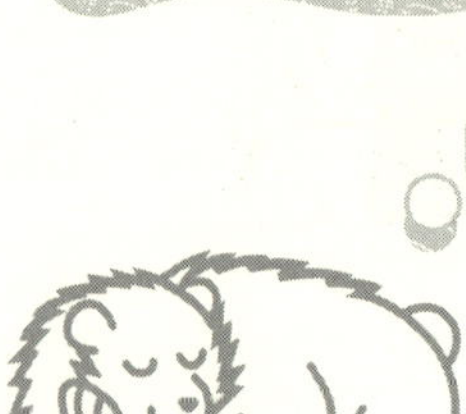

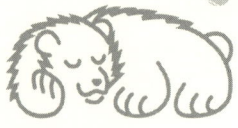

頭の回転が鈍くなり、
感動する心がなくなり、
輝きを失いはじめたら、
注意してください。
休養やリフレッシュが必要な
サインかもしれません。
休みをとって好きなことをしましょう。

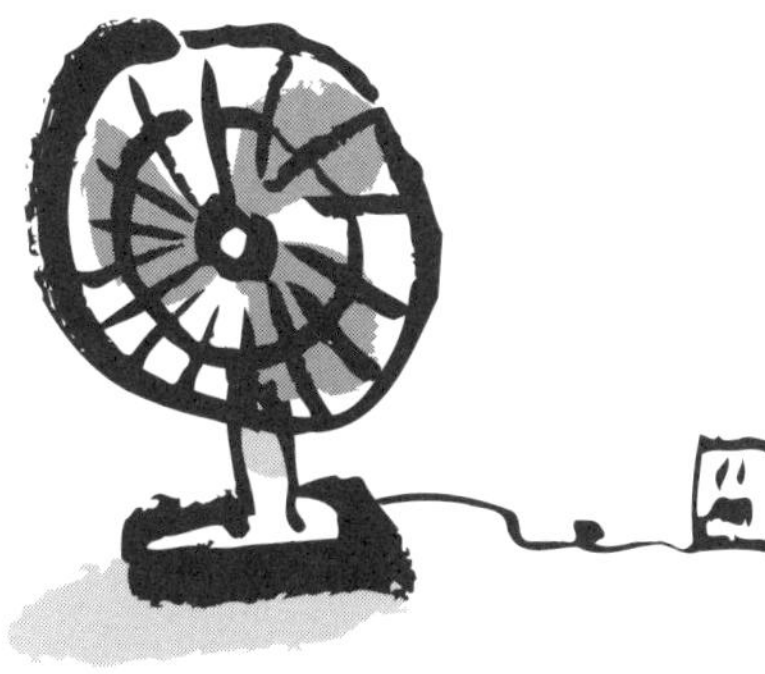

4日

できて当然ではなく
できた自分を誉めてみる。

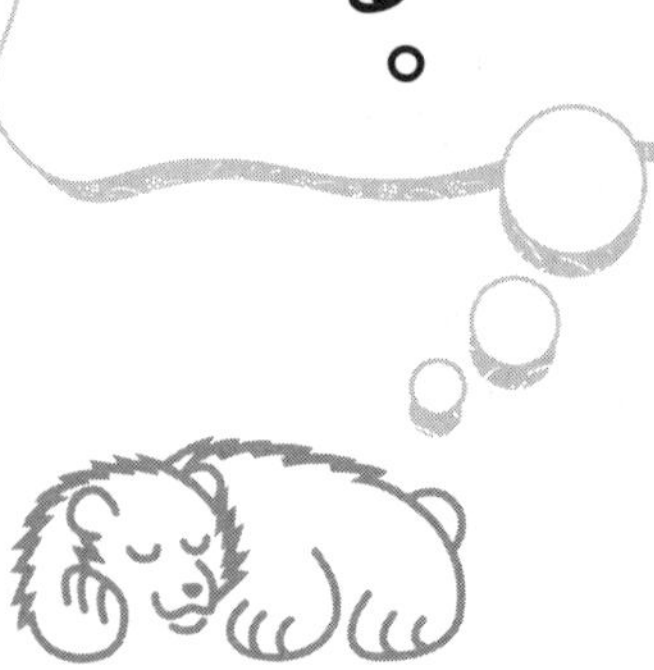

エースだから勝って当然、
4番打者だから打って当たり前、
そんなふうに、過度のプレッシャーをかけて
いませんか？
一度、初心にかえって新人の頃を思い出して、
できた喜びを味わうことも
必要なのではないでしょうか。

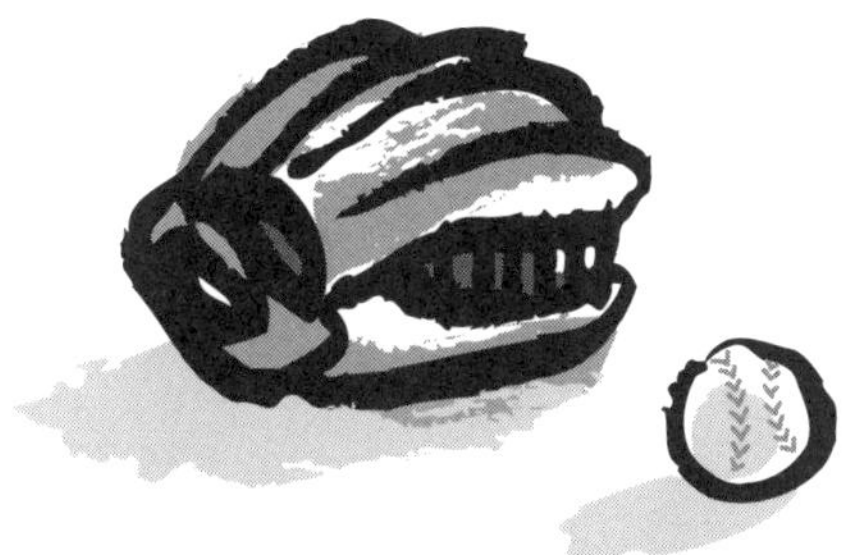

5日

5つの「ゆう」が
大事なんだよね。

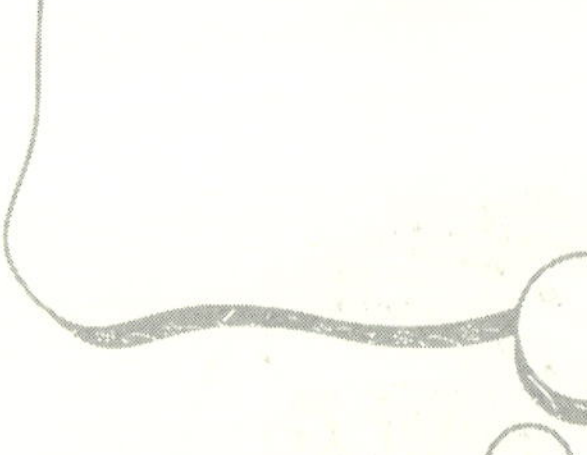

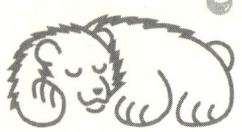

1「優」…やさしさ
2「裕」…ゆとり
3「友」…グチを言える友人
4「遊」…遊び心
5「YOU」…あなた自身

誰ですか。
ガールフレンドの名前が、
優子　裕子　友子で、
みんなと遊んだと言っているのは
……YOU（あなた）ですね。

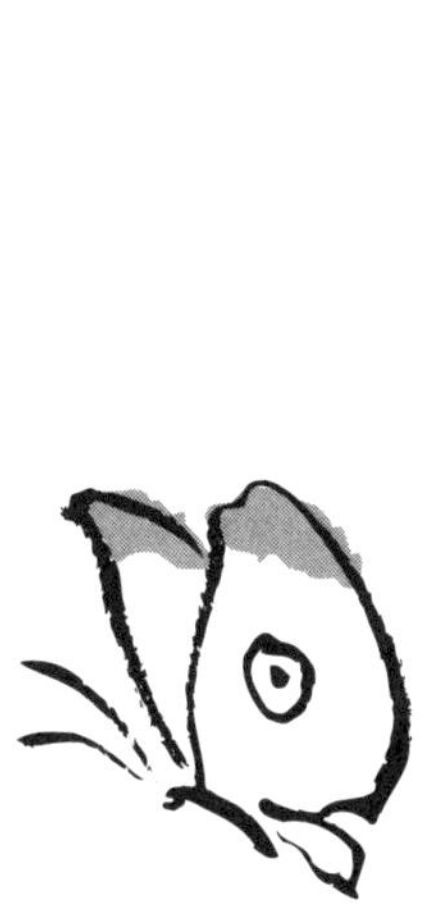

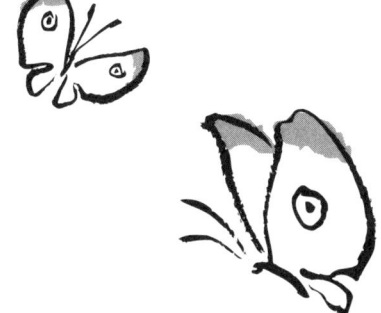

6日

たまには
「の～んびり」
「ゆった～り」
してほしいなぁ。

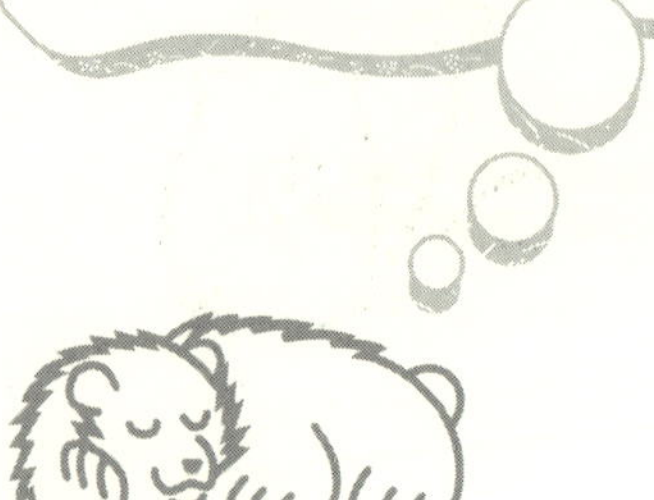

アルコールやタバコが増えたら、要注意です。
過食になったら要注意です。
会社や自宅で表情がなくなった人を見たら、
これも要注意です。
銀行でマスクとサングラスの人を見かけたら、
やっぱり要注意です。
（あっ、これは関係なかった）

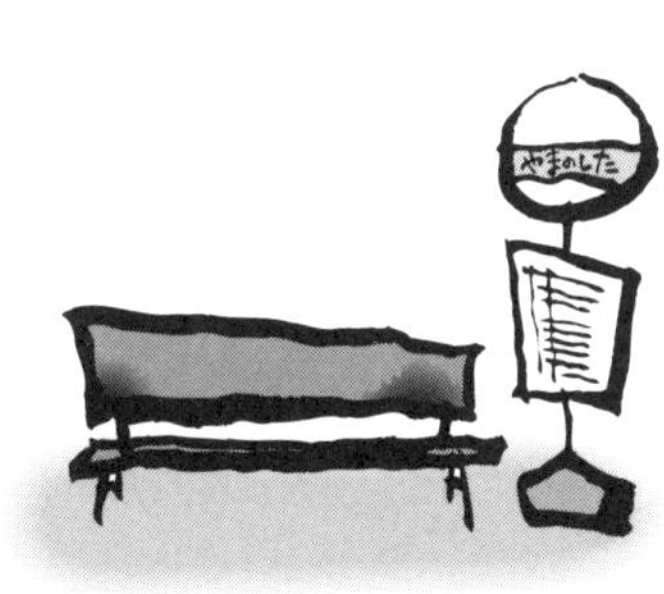

7日

大丈夫、
なんとかなります。

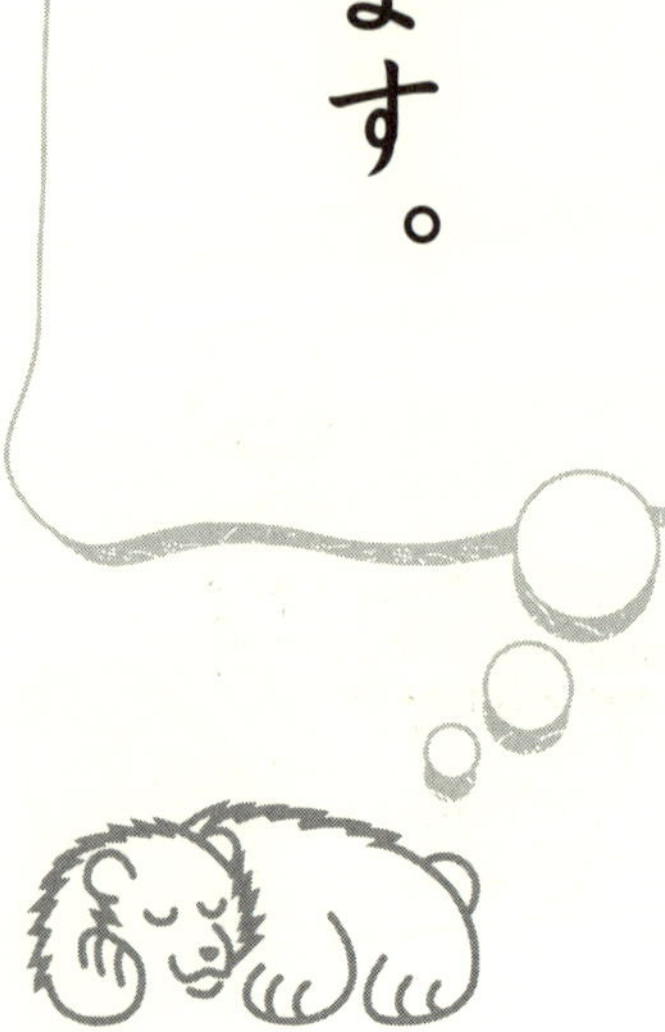

開院間もない頃は、患者さんの数が午前に3人、
午後は、なんと0人という日がありました。
ちなみにその日、勤務していたスタッフは4人です。
（スタッフの数の方が多い!!）

さすがにこの頃は、院長も不安で、やせる思いでした。
しかし、今では待ち時間ができるほどになりました。
真剣に患者さんと向き合ってきたからでしょうか。
地道にやっていれば、なんとかなるもんです。
おかげさまで、やせることなく今にいたっております。

8日

人は簡単に「傘」を忘れるのに、
いつまでも「過去」を忘れられないのは
どうしてだろう。
カエルならケロリと忘れられるのかな？

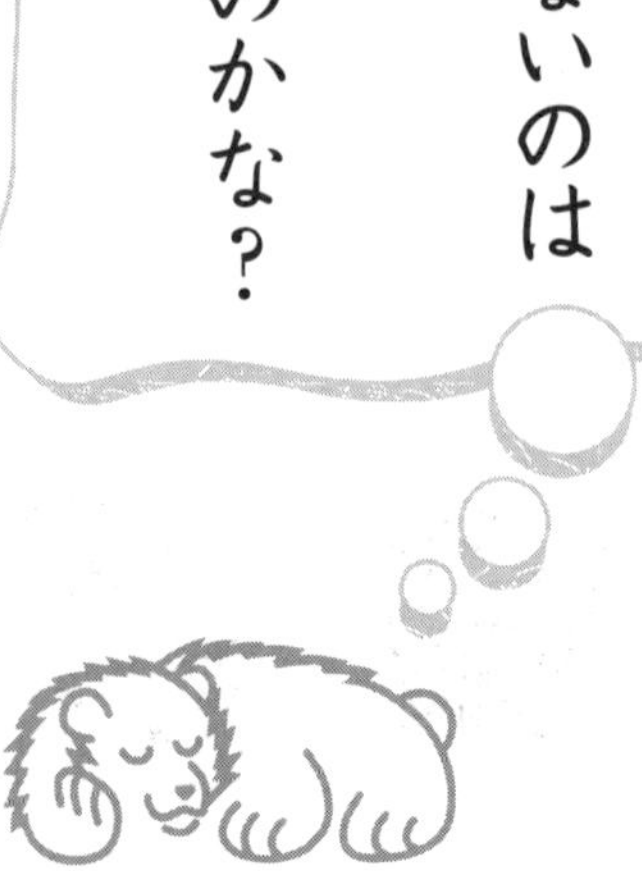

カエルじゃなくても、
ケロリと過去を忘れてしまうことも
ときには必要ですよ。
ところで、傘の忘れものが目立ちます。
忘れないでお持ち帰りください。
かさねてお願いいたします。
傘を忘れないでね。
しつこいって!?
かさねがさね申し訳ございません。

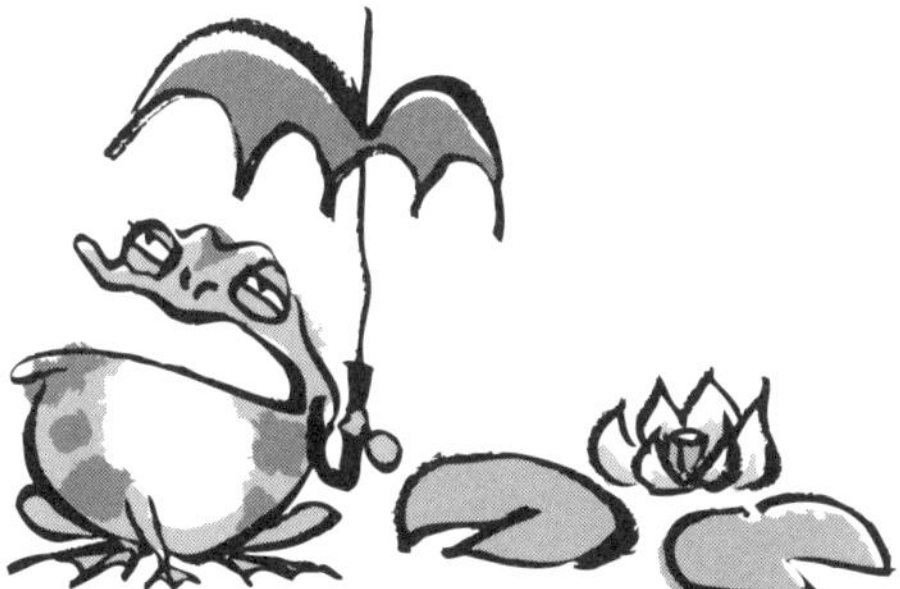

9日

不調のときは、
「スランプ」と
考えてみましょう。

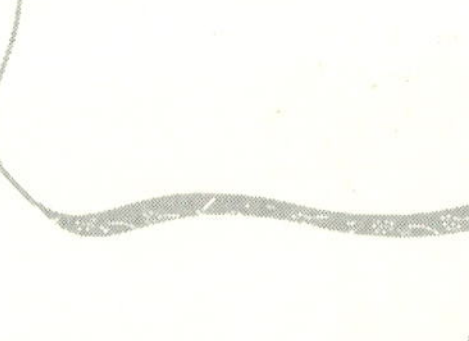

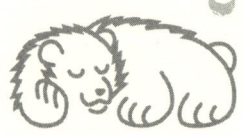

ゆいぽおと通信

2010年2月

新しく誕生した本

やせ願望もやせ我慢もホドホドに
しろくま院長の笑いの処方箋

中村メンタルクリニック院長　中村哲也

不況の時代の疲れた心をもみほぐす
ユーモアあふれるアドバイス

真面目で責任感が強い人がかかりやすい「うつ病」。ちょっとした心のもち方で予防できそうです。

『患者が決めたいい病院』で「うつ病」東海エリア総合満足度1位に輝いた中村メンタルクリニックの院長が、患者さんのためにつぶやき続けた珠玉の箴言集。ふっと顔がゆるんで心が軽くなります。

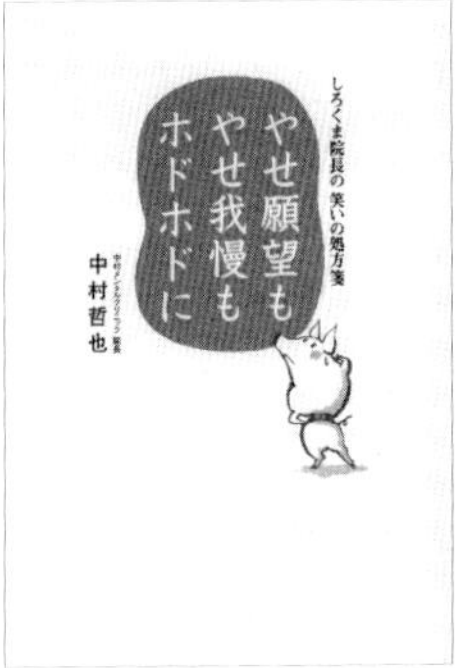

ISBN978-4-87758-429-0

仕様：B6判　並製　本文80ページ
定価：1050円（本体1000円＋税）

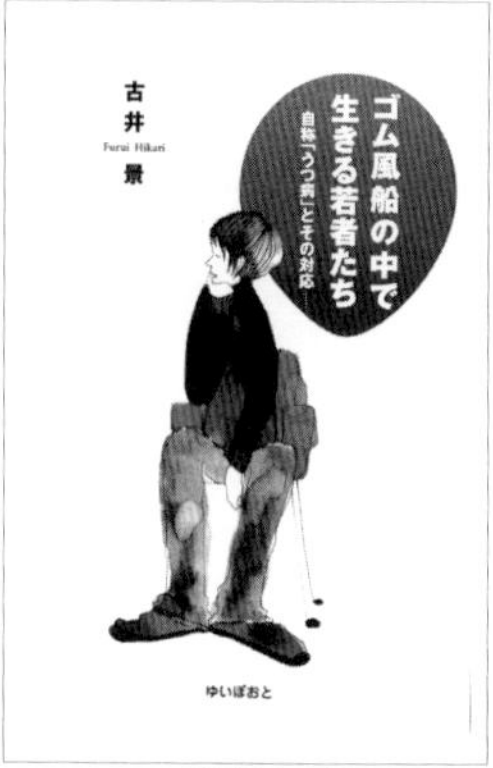

仕様：四六判　並製　本文２２４ページ
定価：１５７５円（本体１５００円＋税）

ISBN4-87758-405-6

ゴム風船の中で生きる若者たち

自称「うつ病」とその対応

古井　景《ひかり》

企業の精神科顧問医からの緊急メッセージ！

不登校も、引きこもりも、職場不適応も根っこは同じ。その要因が非現実的な自己過信にあるとし、現実的な有能感を育てることの重要性、またその方法を示します。

職場での具体的な対応の仕方も、ていねいに解説しました。

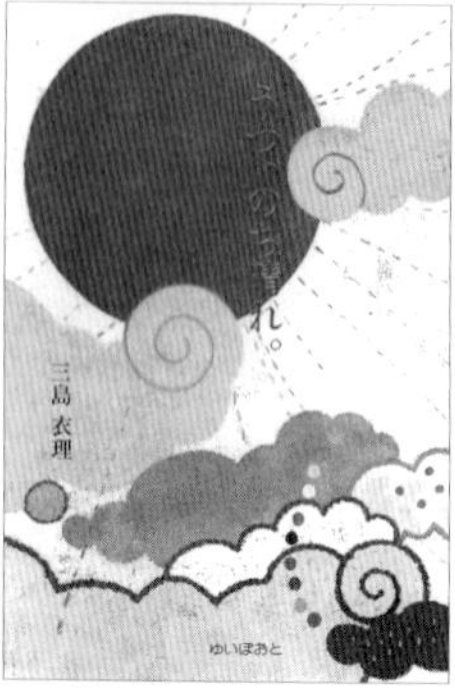

仕様：B６判　並製　本文１４４ページ
定価：１２６０円（本体１２００円＋税）

ISBN978-4-87758-411-5

うつ、のち晴れ。

三島衣《い》理《り》

「うつ」攻略エッセイ
心の健康のために、できることからはじめよう

「パニック障害」の地獄から自力脱出した著者が、十年の歳月をかけて極めた「うつ」攻略法。

十五の独自の療法とそれが功を奏した根拠を紹介。対象は、最近やる気が出ないなあ程度のチョイ「うつ」の人から重症者まで。

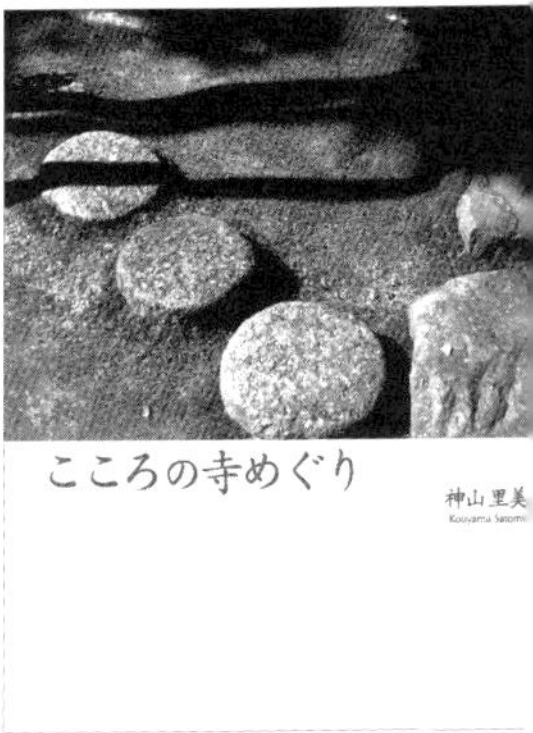

仕様：Ａ５変判　並製
本文１０４ページ＋カラー24ページ
定価：１５７５円（本体１５００円＋税）

ISBN978-4-87758-420-7

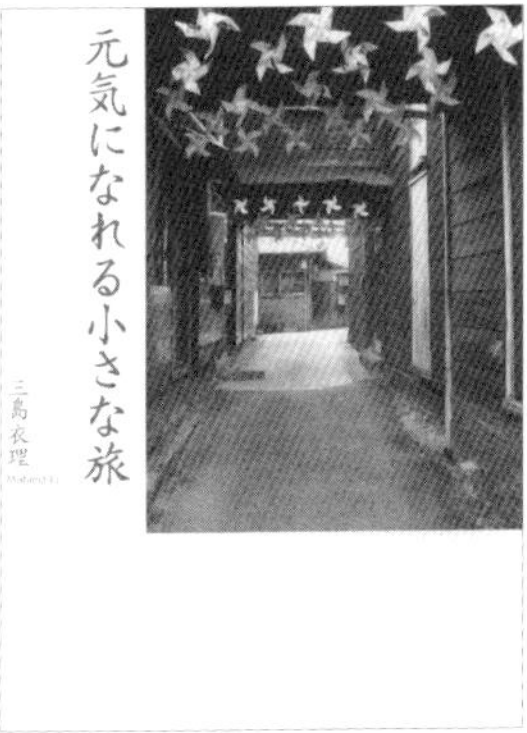

仕様：Ａ５変判　並製
本文１０４ページ＋カラー24ページ
定価：１５７５円（本体１５００円＋税）

ISBN978-4-87758-422-1

こころの寺めぐり

神《こう》山《やま》里美

ラジオパーソナリティ
神山里美さんの初めての本！

現実から逃れるためにはじめた寺めぐりが、十二年間で四百以上の寺を訪ねるうちに、人との交流を求める寺めぐりに発展。心の変化とともにあった三十五の寺を紹介し、撮りためた写真も公開。

元気になれる小さな旅

東海のパワースポット30

三島衣《い》理《り》

近場でゆったり！

愛知、岐阜、三重の元気になれる30スポットをエッセイと写真で紹介。

都会で不自然な暮らしを強いられている現代人が、手軽に「気」の充電ができるところばかりです。

鉄道とバス、ときに船や車を使う旅。

環境についての本

なごや環境夜話
「これならできる」を見つけよう

チームマイナス10%
＝松原武久＋萩原喜之＋飯尾歩　編著

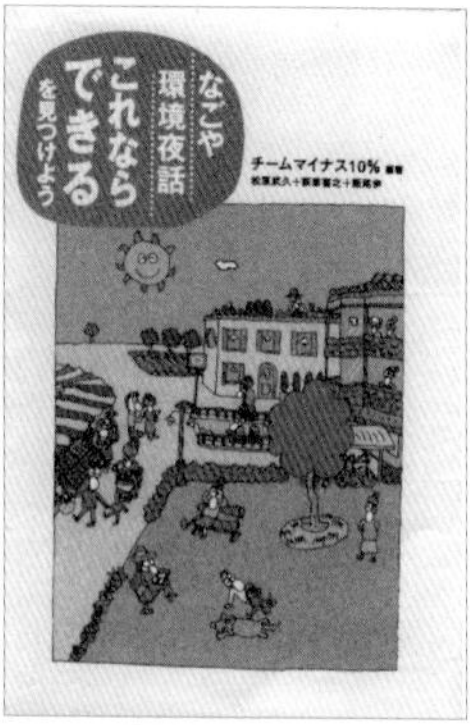

仕様：四六判　並製　本文224ページ
定価：1470円（本体1400円＋税）

ISBN978-4-87758-426-9

人間が好き、人生が好きだから、
今できることを今したい、
今できることを考えたい――

三年間にわたり、竹下景子さん、柳生博さん、柴田昌治さん、加藤敏夫さん、横井辰幸さん、辻淳夫さん、杉山範子さん、広田奈津子さん、竹内恒夫さんをお招きして、「環境首都」「生物多様性」「地球温暖化」などについて語り合った記録。環境問題初心者に向けての解説も充実。

ゆいぽおとでは、
ふつうの人が暮らしのなかで、
少し立ち止まって考えてみたくなることを大切にします。
テーマとなるのは、たとえば、いのち、自然、こども、歴史など。
長く読み継いでいってほしいこと、
いま残さなければ時代の谷間に消えていってしまうことを、
本というかたちをとおして読者に伝えていきます。

ゆいぽおと　http://www.yuiport.co.jp/

〒461-0001　名古屋市東区泉一丁目15-23-1103
TEL052-955-8046　FAX052-955-8047
発売　KTC中央出版　[注文専用フリーダイヤル]
TEL0120-160377　FAX0120-886965

どんな有名スポーツ選手にも、音楽家にも、
「スランプ」はつきものです。
また、どんな封筒にも「スランプ」はつきものです。
ええっ！ それは院長、
「スタンプ」の間違いではないでしょうか？
「…………」。
失礼しました。Dr.スランプです。

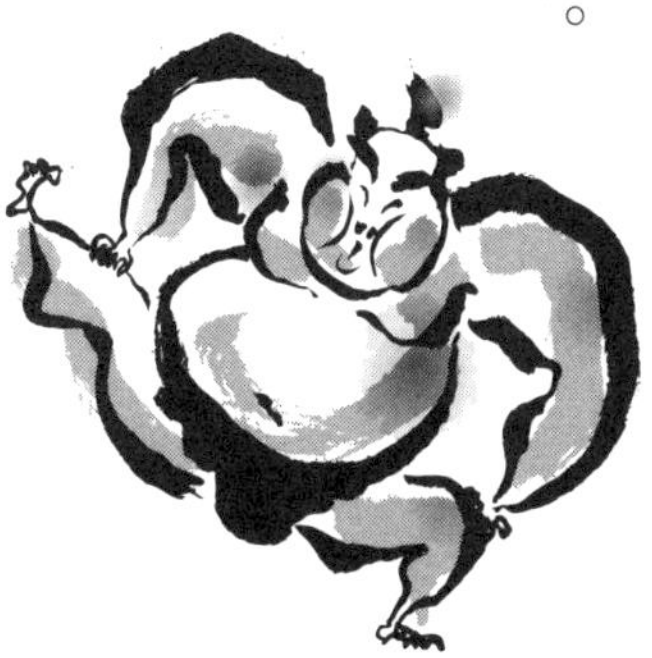

10日

失敗を恐れすぎて
いませんか？
失敗しても何かつかめば
良いですよね。

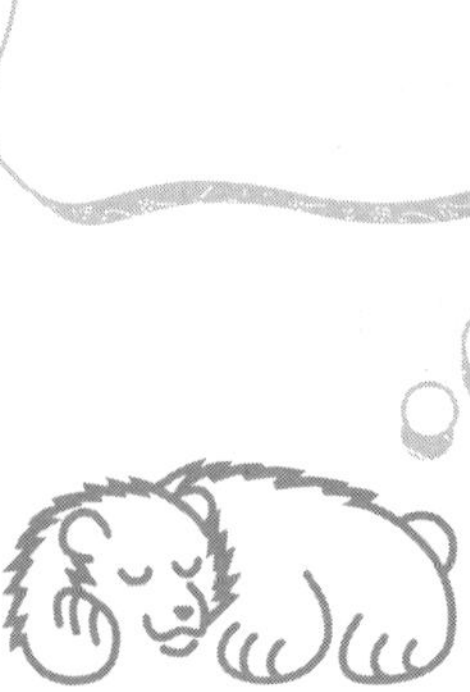

失敗すると決まったわけでもないのに、
失敗を予想してしまうものです。
失敗を心配し過ぎるのは良くありません。
失敗してから考えても、遅くないですよね。
失敗をどうとらえるかが大切なんです。

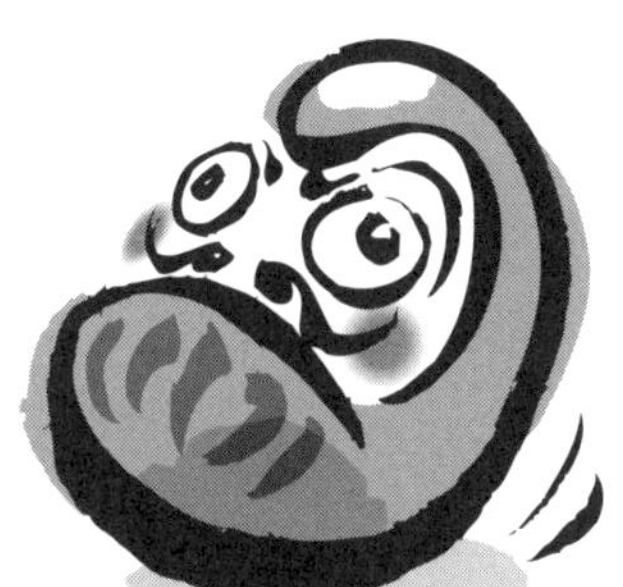

11日

誰にだって
「ゆとり」は必要です。

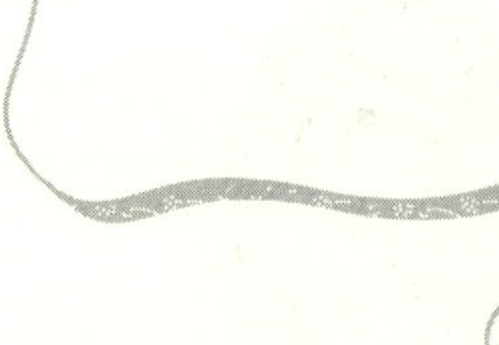

ゆ…ゆっくり
と…トロトロと
り…力まずに

院長は「ゆとり」を持ちすぎて
「太り」ました。
適当な「ゆとり」が良いですね。

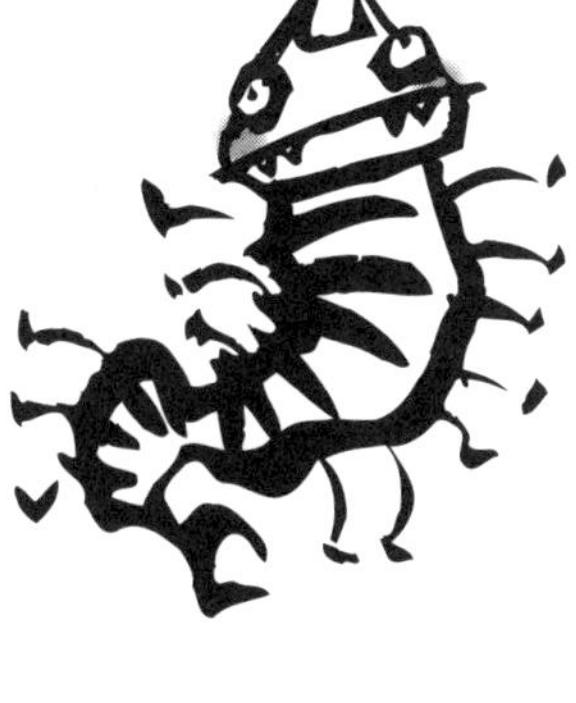

12日

薬は急にやめたり、
減らしたりすることは危険です。
焦らず少しずつ
減薬していくのがポイントです。

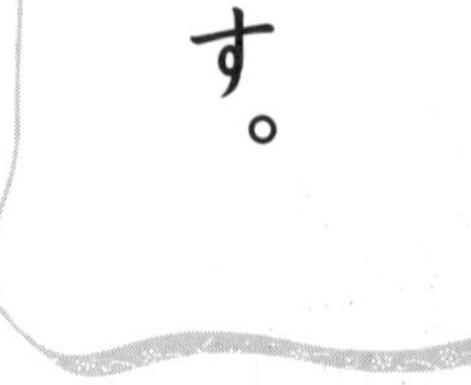

過剰に飲むのは、
もっと危険です。

2倍飲んだから、
2倍効くことはありません。残念!!
むしろ副作用が出ます。
余分に飲み過ぎて
薬がなくなった場合や
紛失した場合は、保険医療が適用されず
高くつきます。
家計にも危険です。

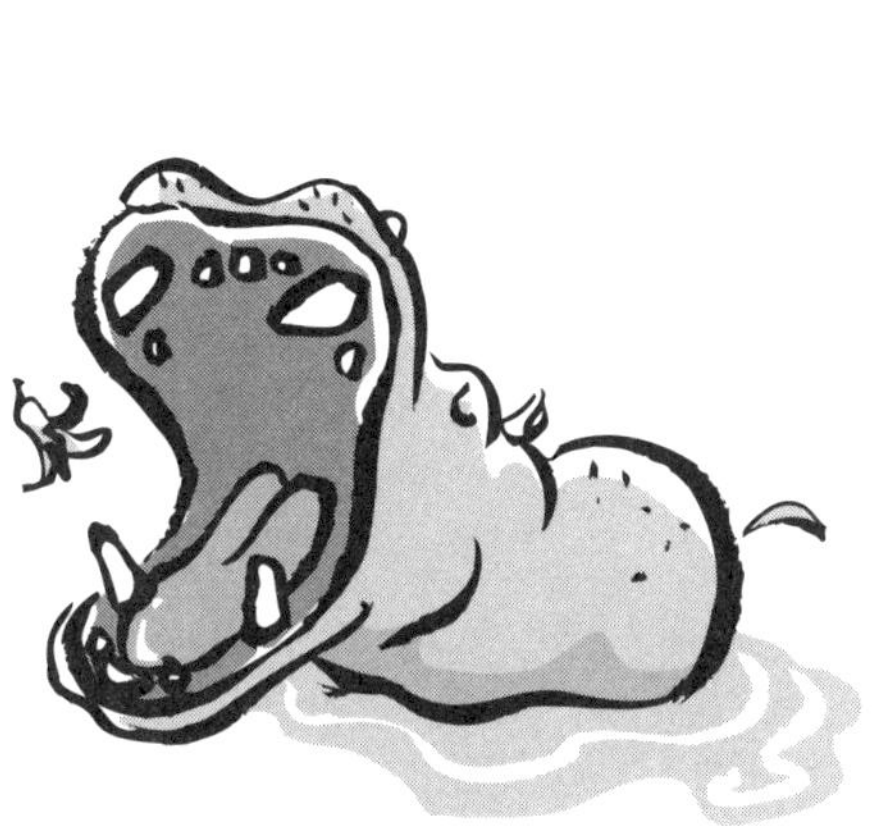

13日

「飲む」「うつ（鬱）」「買う」。

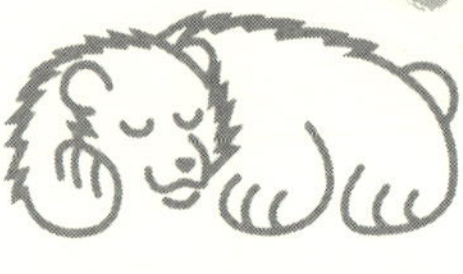

郵　便　は　が　き

料金受取人払

名古屋東局
承認

576

差出有効期間
平成23年
1月31日まで

461－8790
542

（受取人）

名古屋市東区泉一丁目15-23-1103

ゆいぽおと

やせ願望もやせ我慢もホドホドに　係行

このたびは、『やせ願望もやせ我慢もホドホドに』をご購入いただき、誠にありがとうございました。今後の参考にさせていただきますので、お手数ですが下記の質問にお答えください。

●この本を何によってお知りになりましたか。
A　新聞・雑誌の広告で（紙・誌名　　　　　　　　　　）
B　新聞・雑誌の書評で（紙・誌名　　　　　　　　　　）
C　テレビで　　　D　ラジオで
E　書店で見て　　F　人にすすめられて
G　小社のＤＭで　H　学校で　　　I　その他

●お買い求めの書店名
市町
区名　　　　　　　　　　書店

●この本の価格はいかがですか。　高い　適当　安い

●この本をご購入いただいた理由を教えてください。
（　　　　　　　　　　　　　　　　　　　）

愛読者カード

やせ願望もやせ我慢もホドホドに
しろくま院長の笑いの処方箋

●この本のご意見・ご感想、著者へのメッセージなどをお書きください。

■出版目録や広告などに掲載させていただいてもよろしいでしょうか？　可　・　不可

ご住所　〒　　　　TEL(　　　)　　-	
お名前（ふりがな）	年齢　　歳
学校名・学年または職業	男　・　女

今後、新刊情報などのご案内を差し上げてもよろしいでしょうか？　可　・　不可

ありがとうございました

最近、アルコール依存、買い物依存傾向のある
「うつ病」が増えています。
ストレス社会を象徴していますね。
1人で飲むアルコールが増えたら要注意です。
(特に休日、昼間から飲む)
アルコールを買って飲むより、
薬(医療)を買って飲む方がいいです。
でも、一番はリラックスできる場所、
リラックスできる時間が買えたら
いいのかもしれませんね。

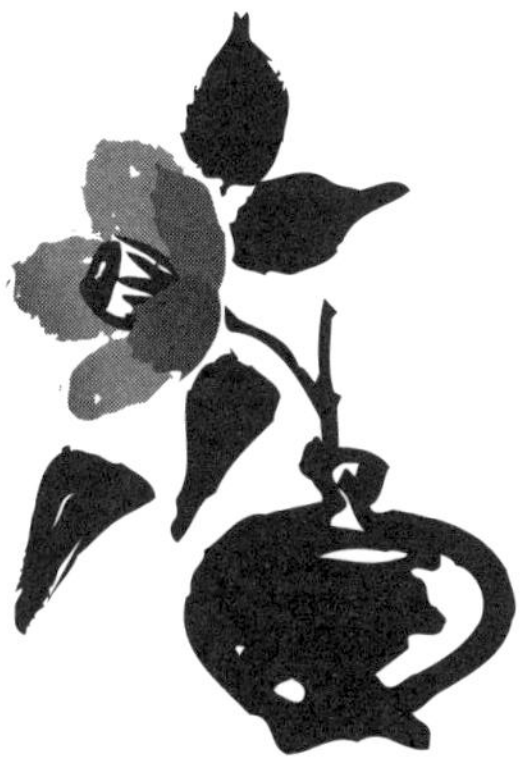

14日

チョコっとの工夫。

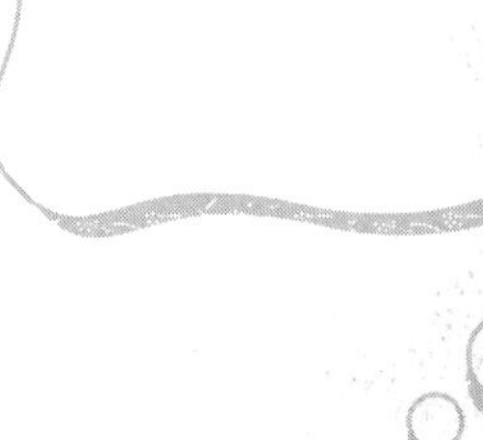

いつも同じパターンでつまずいていませんか？
「チョコっと」工夫するだけで、
うまくいくこともあります。
ほんの少し、ちょこっとでいいのです。

チョコもちょこっと食べるぐらいが、
いちばんおいしいですよね。
バレンタインデーのチョコも、
ちょこっともらえるぐらいが心に残ります。
すみません、これは負け惜しみです……。

15日

「人」と「過去」は
変えられないですねぇ。
「自分」と「未来」は
変えられるかも！

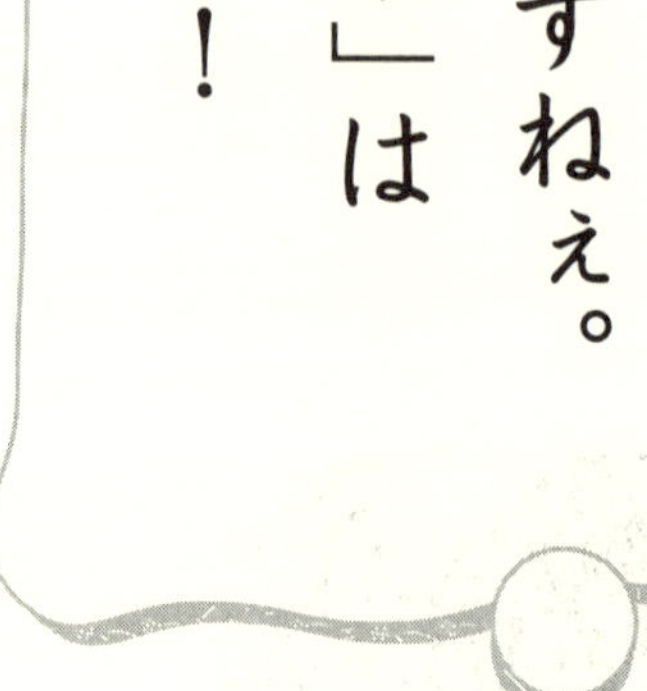

「人」と「過去」にとらわれ、
身動きがとれなくなっていませんか?
院長は体重オーバーで
身動きがとれなくなるかも?

勝手に決めつけないでください。
これでもちょっとやせたんですから。

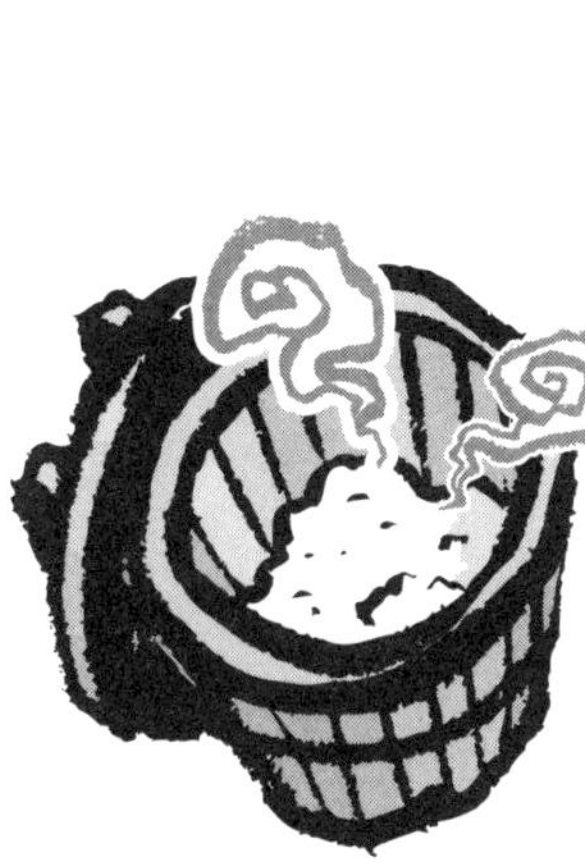

16日

3つの「かい」を
大切にしています。

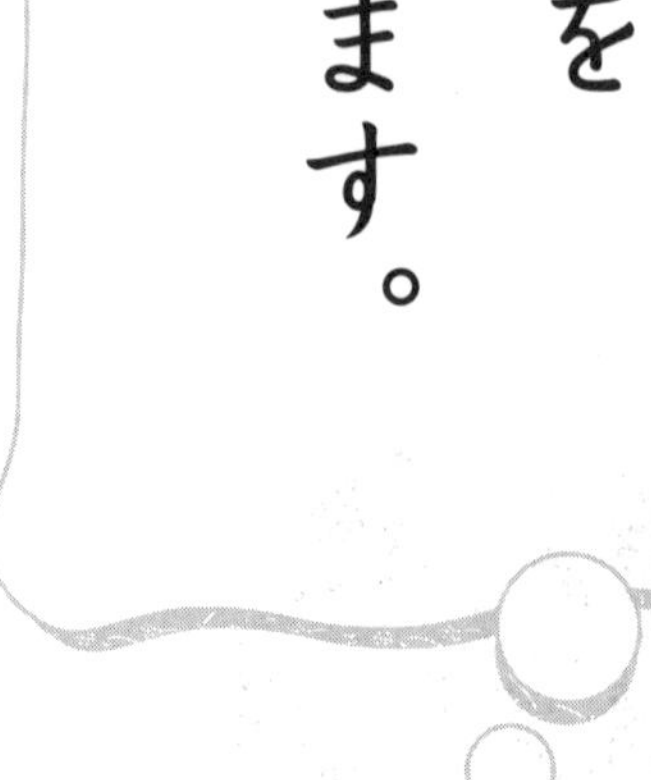

相手を理解し、
生きがいを持ち、
愉快に過ごす。

不愉快に過ごしても1日、
愉快に過ごしても1日です。
後悔のない1日を過ごしたいですね。

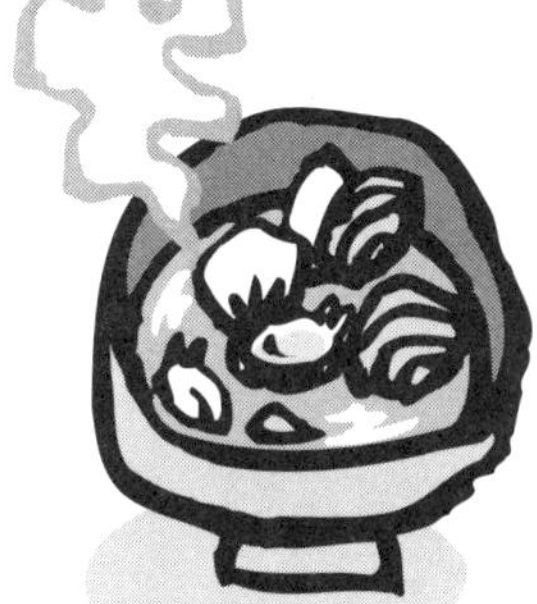

17日

「関心」はもたれたいが、
「干渉」はされたくないのが、
人間なんだなぁ。

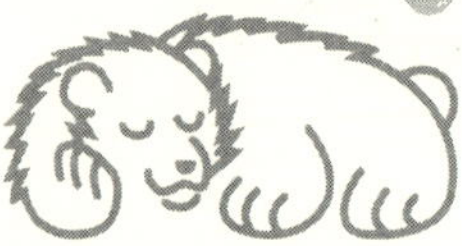

親から子への干渉。
恋人、夫婦間の干渉。
上司から部下への干渉。
干渉しすぎると、お互い余裕がなくなります。
見守る余裕がほしいですね。
「鑑賞」の心を持ちたいなぁ。

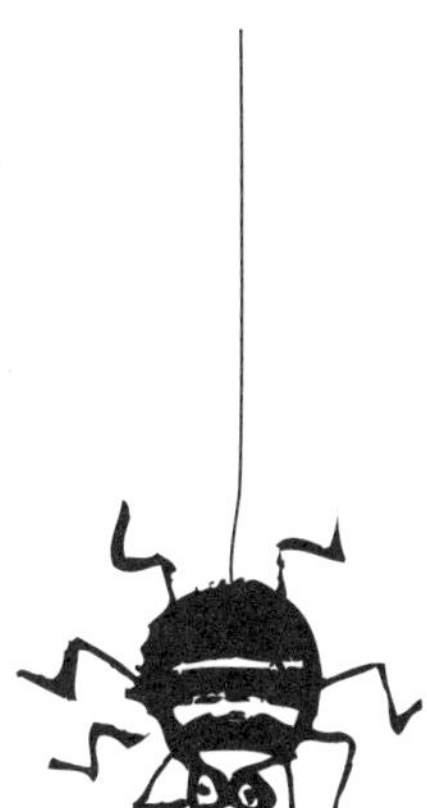

18日

ボケ防止には
ぼけることが必要。

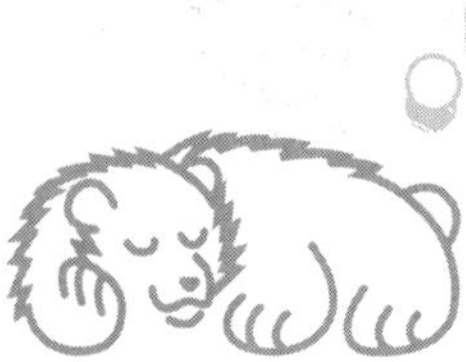

おもしろいことを考え、頭の回転をよくし、
ダジャレを考えることは良いことです。
院長の以前乗っていた車の番号は、
「尾張小牧33ま8703」でした。
8703は、「やなおっさん」。
ひらがなから読むと、「まぁやなおっさん」、
33から読むと、「散々まぁやなおっさん」
本当は4103（良いおっさん）なのに……。

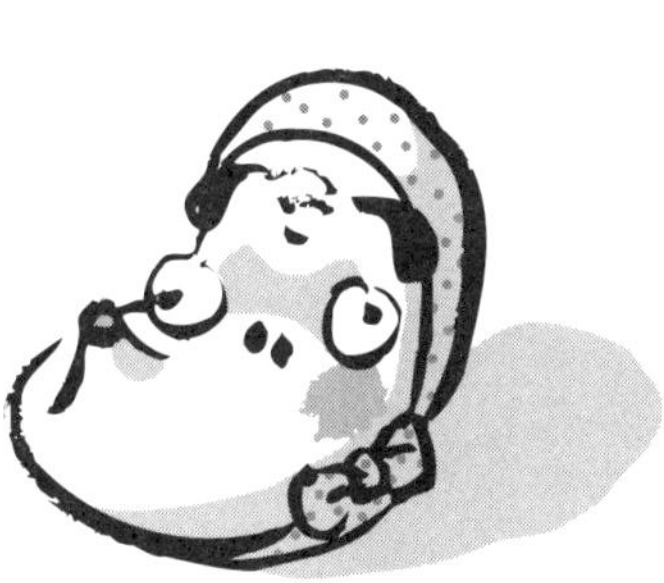

19日

日本人のあいさつ代わりの
「がんばってね」は
何とかならないかなぁ。

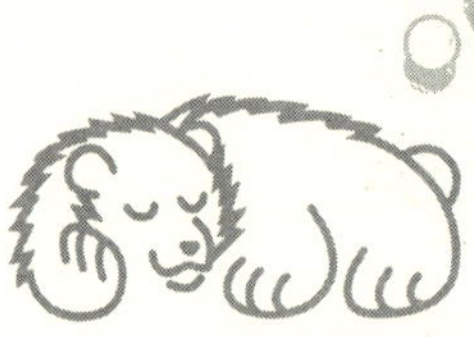

日本では、
「ごきげんよう」「お元気でね」「さようなら」
の代わりにも「がんばってね」が使われます。
心が弱っているとき、いっぱいいっぱいのときに
軽い気持ちで言われた「がんばってね」が、
大きな心の負担になることも多いのです。
「Good Luck!（幸運を！）」のように
洒落た言葉はないものでしょうか。
京都で使われる「おきばりやす」は
好きな言葉です。

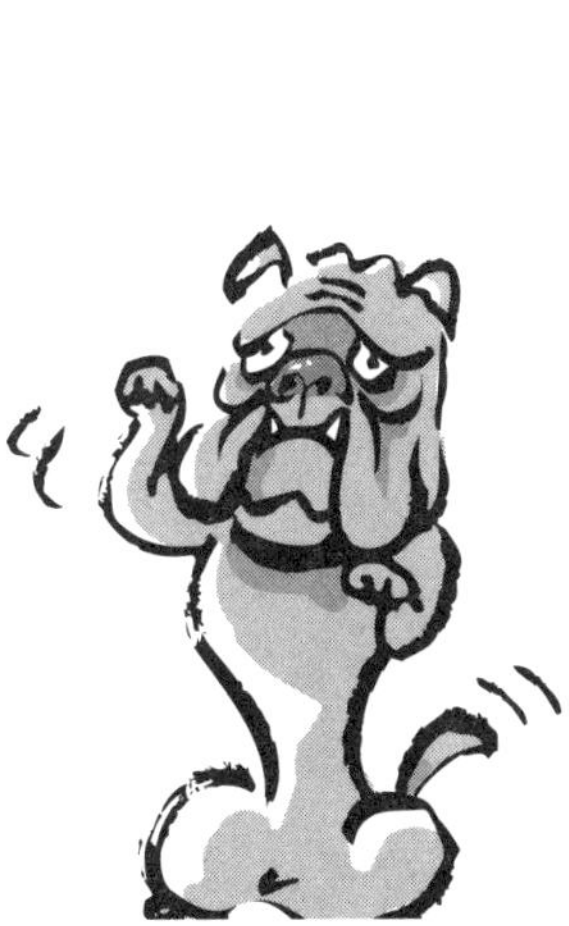

20日

「転ばぬ先の杖」、
でも人は
「転んだ後が強エ《つえ》?」。

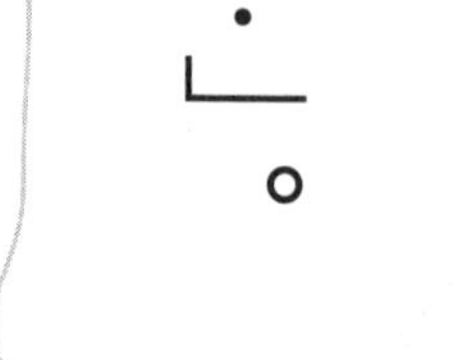

用心や準備があれば、
失敗を未然に防げるかもしれません。
でも、誰も万全の杖なんて持っていません。
だから転んだっていいんです。人間だから。
転んだ後、挫折後の再スタートは、
以前より強くなっているのが人間なんです。

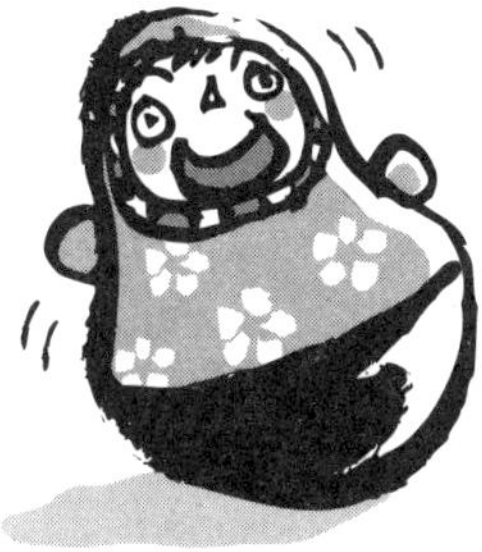

21日

あっ!! ほかにもそんな
方法があったんだ?!

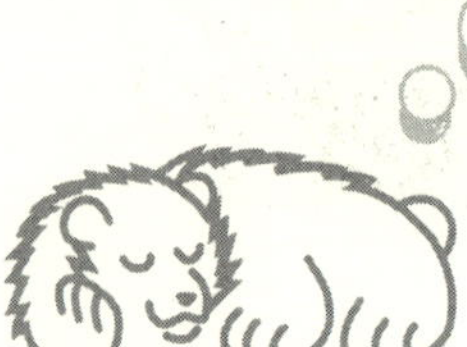

方法、やり方は、いくつもあるはずです。
ひとつのやり方、方法にこだわっていませんか？
街へ遊びに行くのに電車がダメでも、
バス、自家用車、タクシー、バイク、自転車、
時間はかかりますが、徒歩という手もあります。
柔軟な発想でいきましょう！

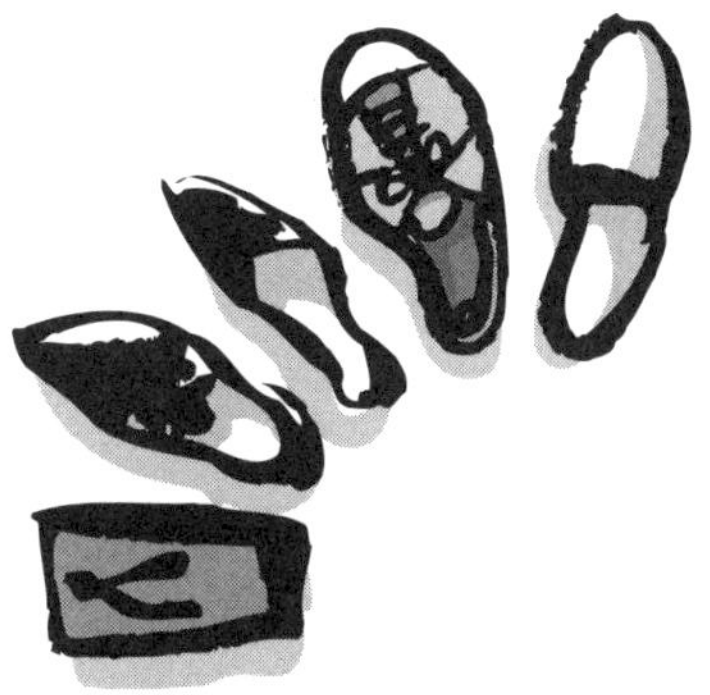

22日

無理なことを
「無理!!」と
言うことも必要かな。

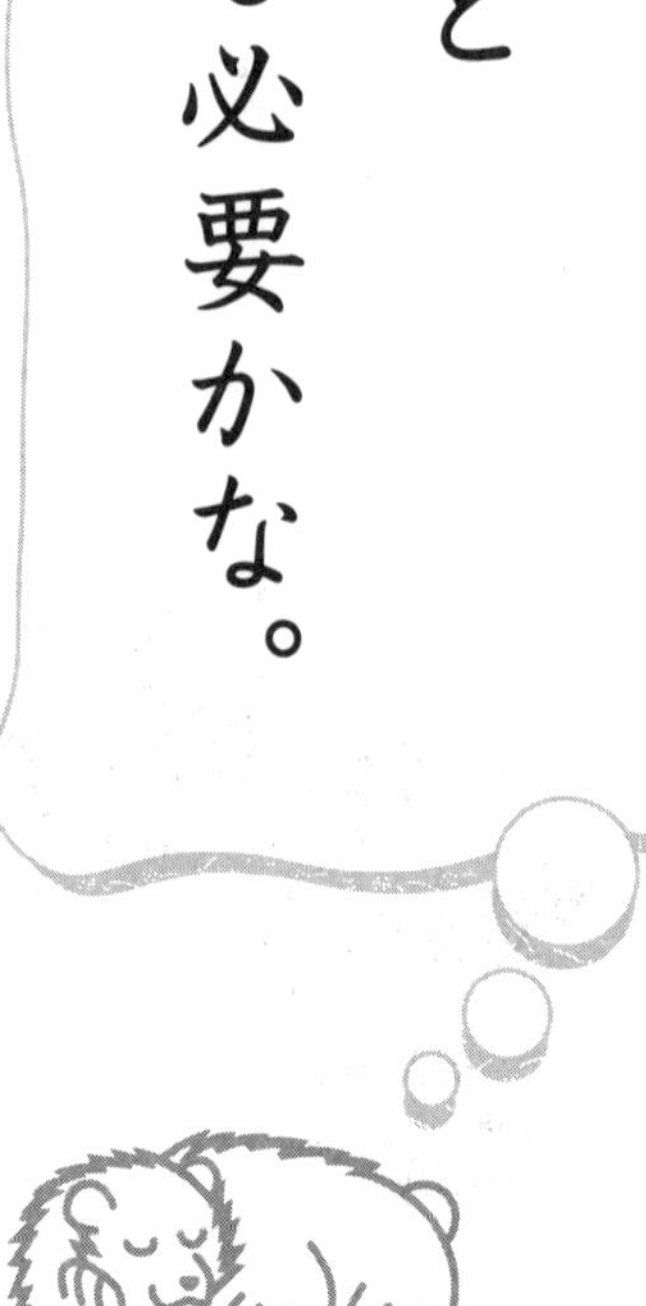

人に嫌われたくない、
断るのは申し訳ない、という気持ちから
本当は無理して頼みごとを聞いていませんか？
過剰適応していませんか？
無理してみるのもたまには良いですが、
常に「無理」は危険です。
断らないと、どんどん頼まれますよね？
不思議と……。

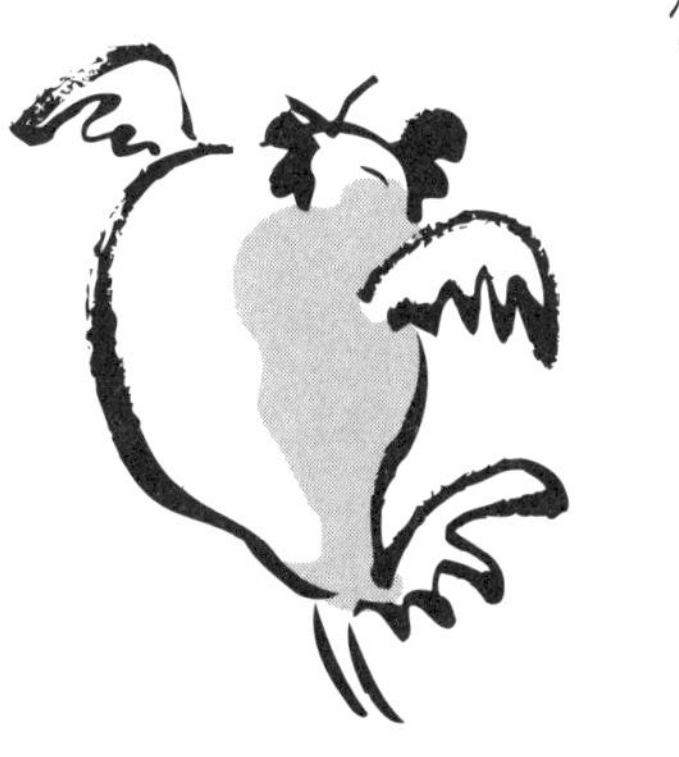

23日

「不安感」があっても
いいのになぁ。

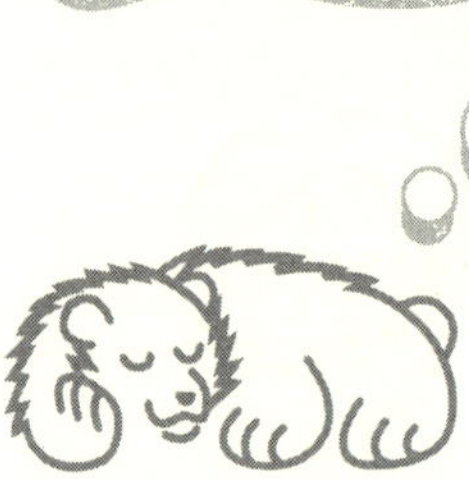

生活している限り、
大なり小なりの不安はつきものです。
大きな不安感は別として、
小さな不安感はあっても、
動いてみると意外にうまくいくものですよ。
新しい環境になる前の不安感、
復職前の不安感、将来の不安感、
誰にもあります。
あと、西部劇にも出てきます。「不安感」が……。
院長、それは「保安官」の間違いでは……。
……失礼しました。

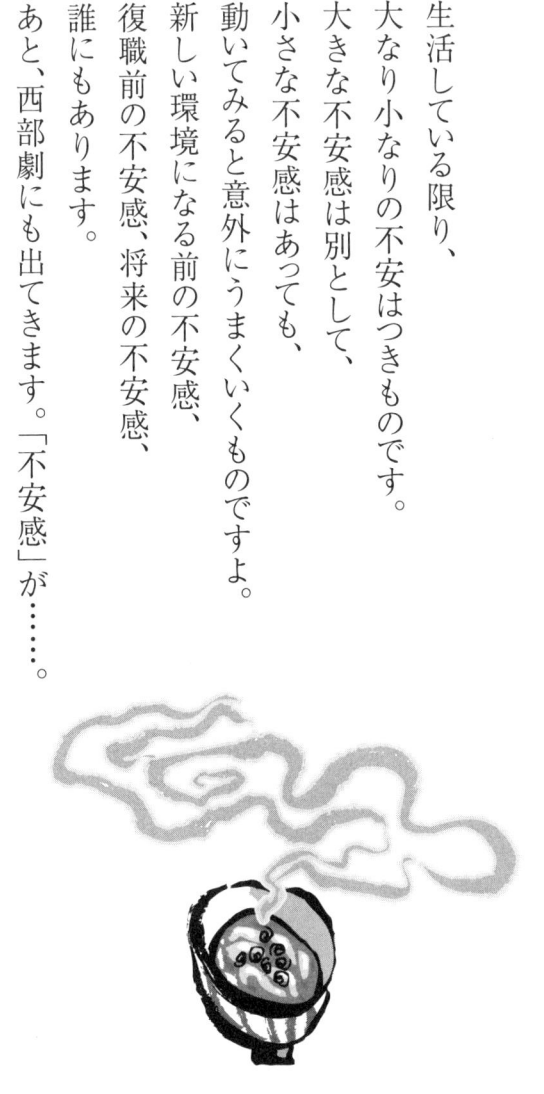

24日

自分にとって、
「楽なスタイル」を
見つけませんか？

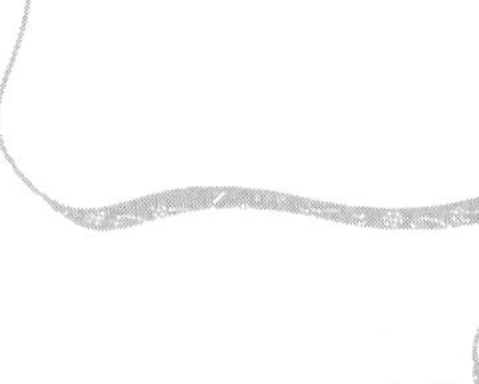

人は人です。
院長も今さらイチロー選手や松坂選手にはなれません。
自分らしさを大事にしたいです。
白衣を脱いで診察するのも
自分にとって「楽なスタイル」だからです。
暑がりとか、経費節減とか、
サイズがないという理由ではありません。
人は人です。院長も今さら「白鵬関」にはなれません。
まあ、体の大きさは
だんだん近づいてきた感もありますが……。
「かしこまらずに、ざっくばらんにする」診察も、
自分にとって「楽なスタイル」です。
「楽なスタイル」を見つけて、長持ちしましょう。

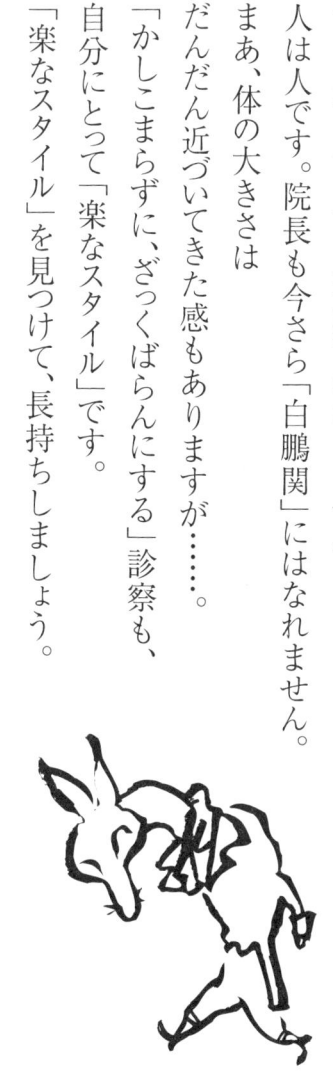

25日

まず、自分を知る!!
SOSのサインを
見落とすな!

意外に知らない自分のこと。
身体の変調、行動面の変化が
出始めたときには、
もう、いっぱいいっぱいのことが
多いようですよ。
自分の「SOS」のサインを
知っておくと便利です。
くれぐれも手遅れにならないよう、
クイックサインで！

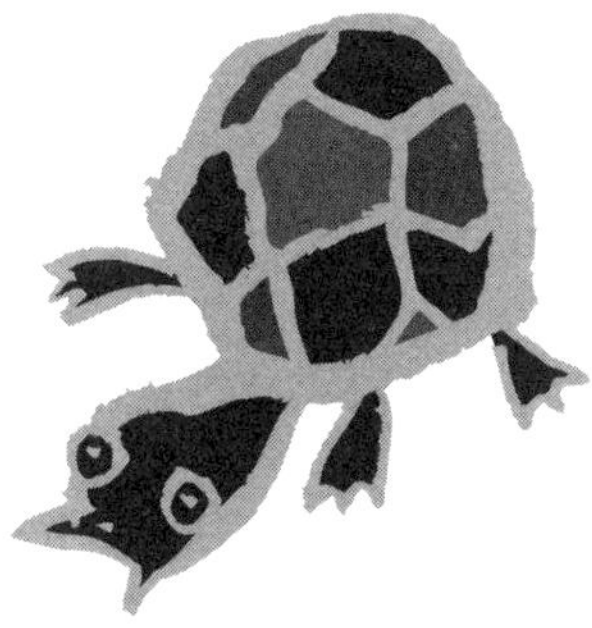

26日

辞めなくて 良かった
死ななくて 良かった
あきらめなくて 良かった

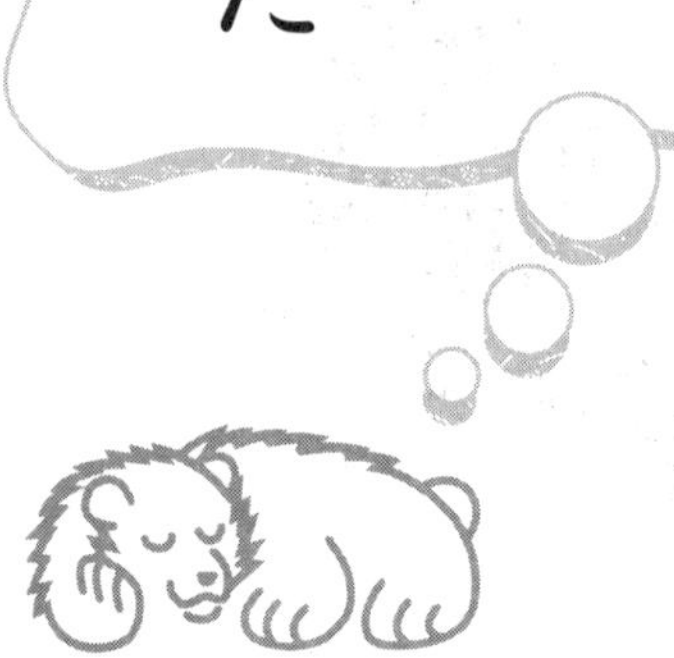

今回は、「うつ病」の患者さんが治ったときに、
実際に言われた言葉を書いてみました。

会社も辞めて、人生も辞めるつもりの方が
休養し、薬を飲み、あきらめずに治療を受け、
回復されたときに涙ながらに言われました。

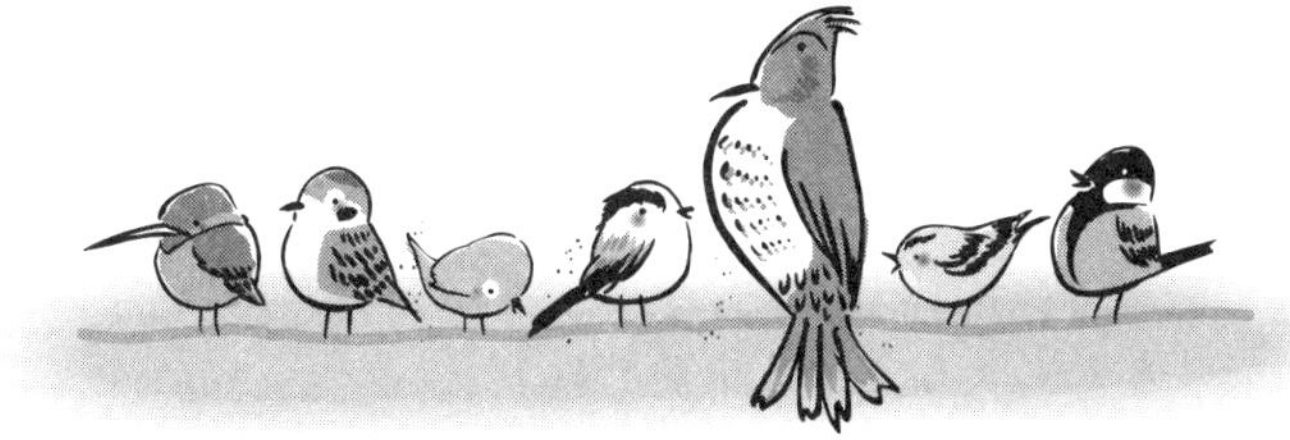

27日

時折のBEST
長続きのBETTER

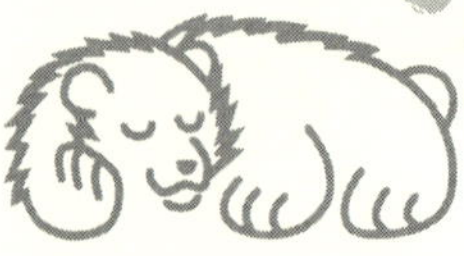

ずっと長く、
「最高」「最良」を維持するのは困難ですね。
がんばり続けることは至難の業です。
たまにがんばるからいいのでは？
ベターなら合格です。
私もトーストにはベターをつけています。
……間違えました、
BETTERではなくBUTTERでした。
ベタですみません。

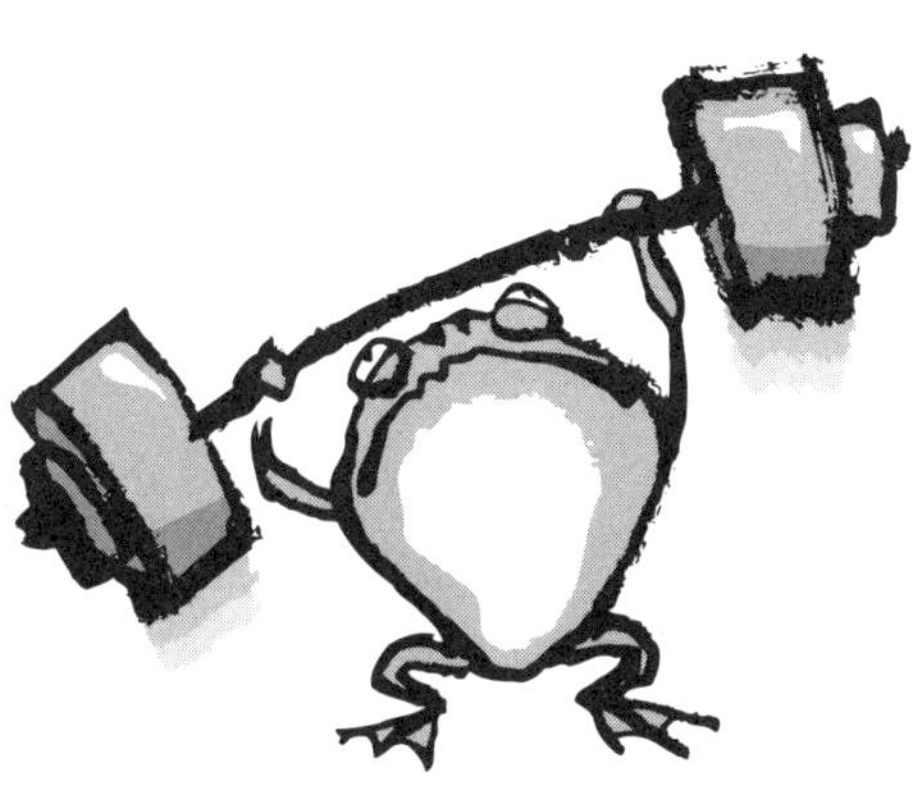

28日

絶対にあるはずです。
自分にもいいところが。

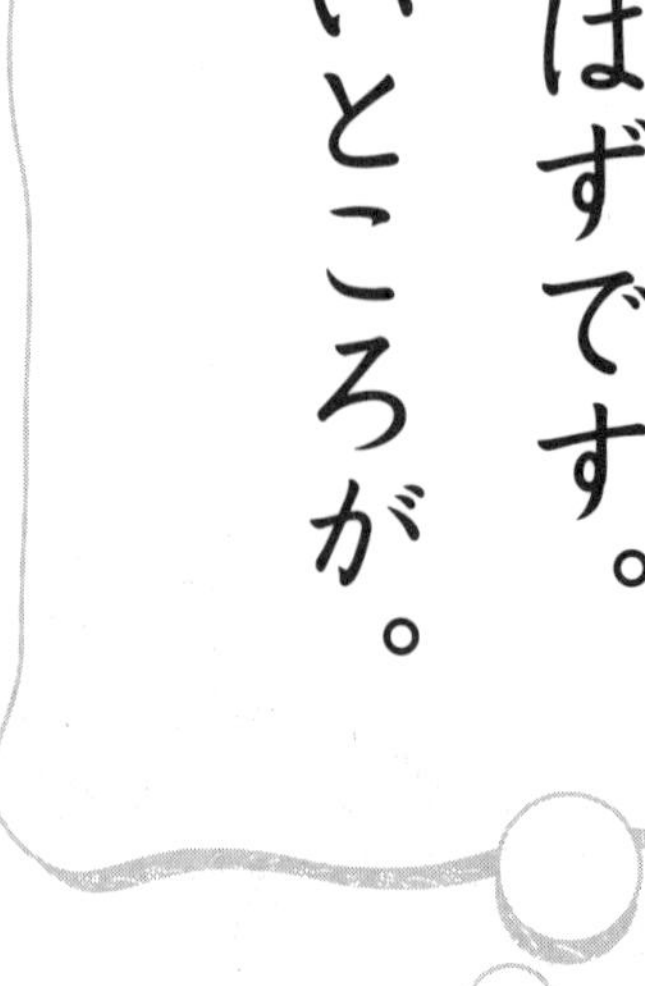

自信を失っているときは、自分を否定しがちです。
そんなときは、自分の良いところを
探してみるのも良い方法です。
悪い流れになっているときは
バレーボールの試合のように、
ちょっとした作戦タイムをとり、
流れを変えてみましょう。
自信がつけば、あなた自身が変わります！

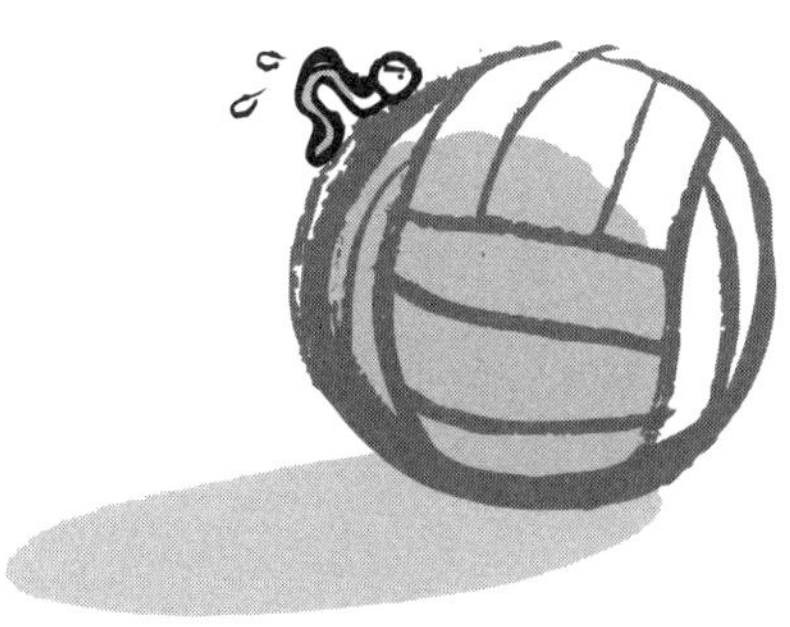

29日

院長「あ」行の心得

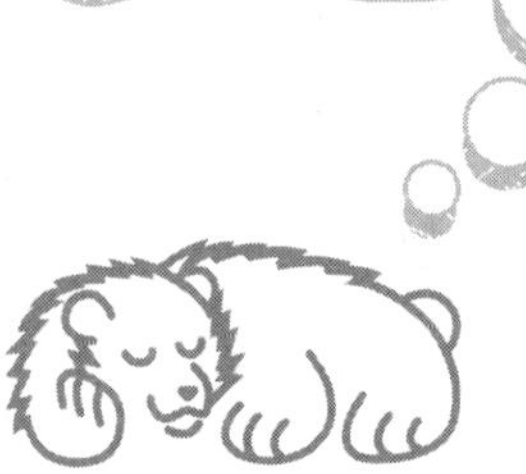

「あ」…ありがとうの心
日本人はすみませんとはよく言いますが、ありがとうって言わないですよね。

「い」…いいリズム
朝食は必ず食べます。

「う」…うろたえない
ワンクッションおいて考えるようにしています。

「え」…笑顔
笑顔に救われることが多いですね。

「お」…驕らない
自分だけの力ではなく、いろいろな人の支えも必要です。

いつも大切にしていることを「あ」行でまとめてみました。
とくにおごりは恐いですね。
「奢り」も「驕りも」……。

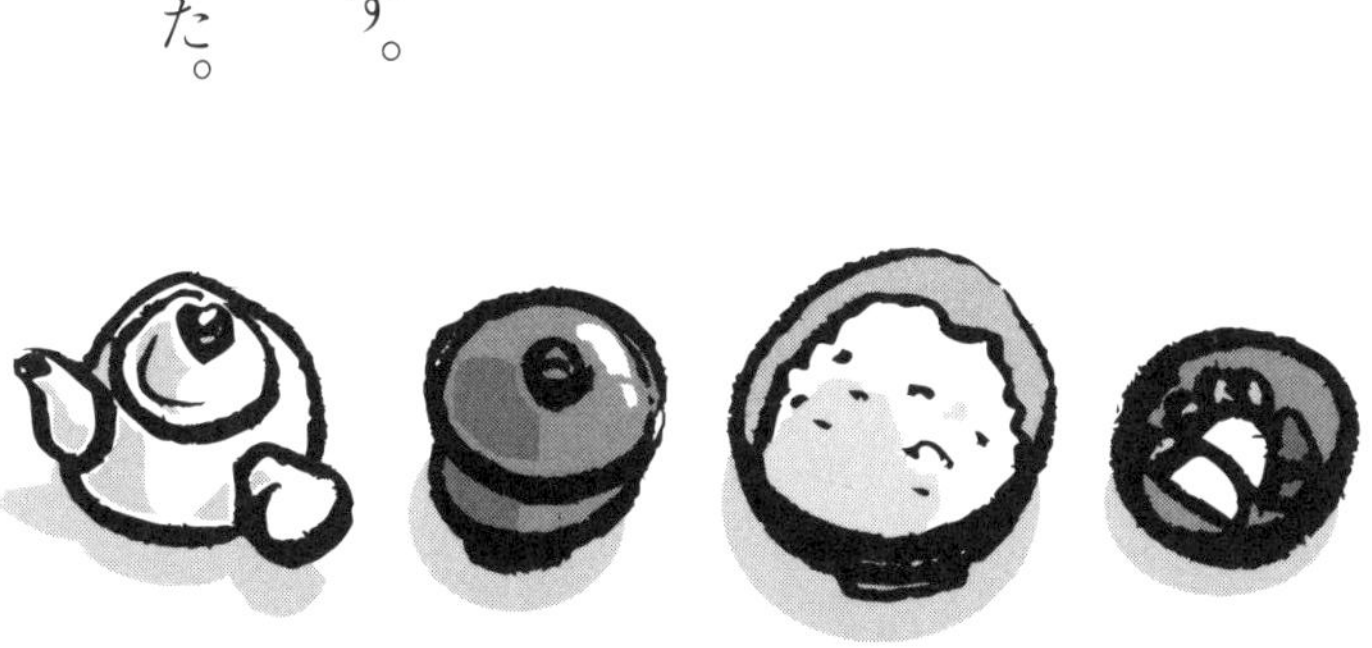

30日

大爆発を防ぐ、
小爆発。

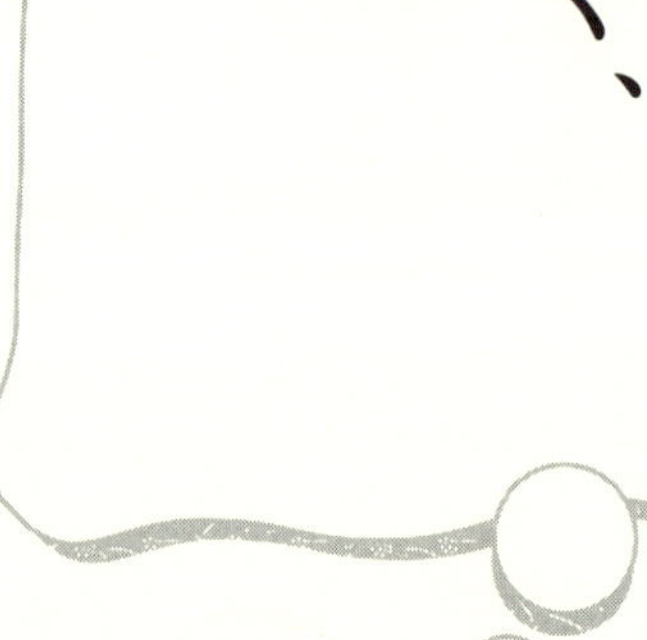

ストレスをためこんで、ためこんで大爆発より、
小爆発をしながら
セルフコントロールをしていく方が、
本人にとってもダメージは少ないものです。
早口言葉に「バスガス爆発」というのがありますが、
「バスガス小爆発」だと途端に言いやすくなって、
失敗のダメージが減ります。
やっぱり、爆発は、小爆発に限ります。

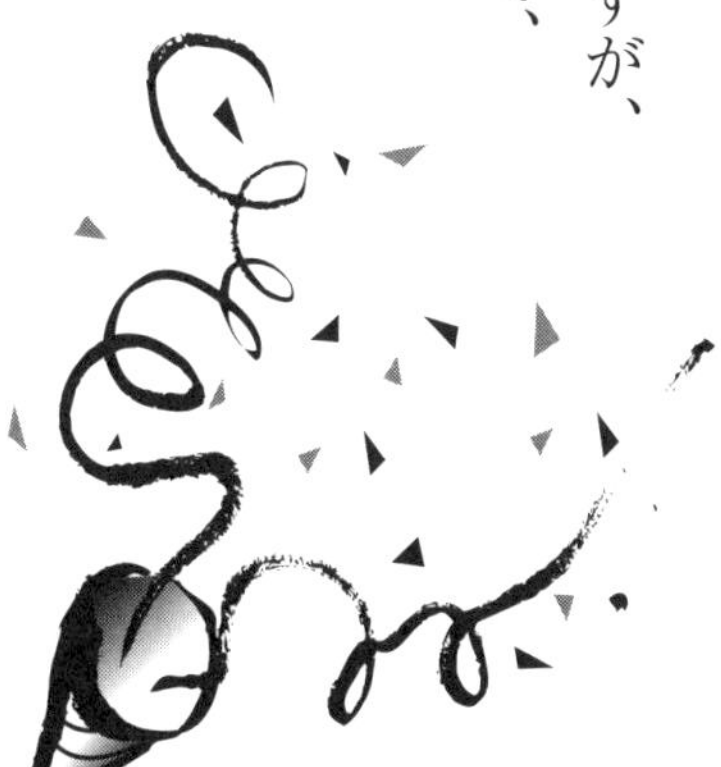

31日

やせ願望も
やせ我慢もホドホドに

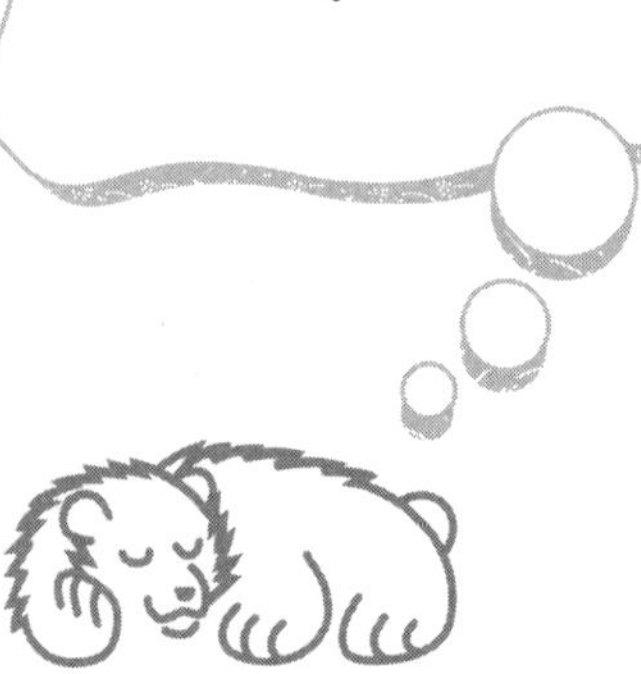

どちらも過度になると
「自分らしさ」がなくなります。
どちらもホドホドにしましょう。
あとからホトホト困りますから。
あっ、語呂のいい教訓が頭に浮かびました！

「やせ」は「やらせ」の始まり。

どうですか、この戒め言葉。
「やらせ」につながる「やせ」は、
自分本来の姿を見失わせてしまいます。

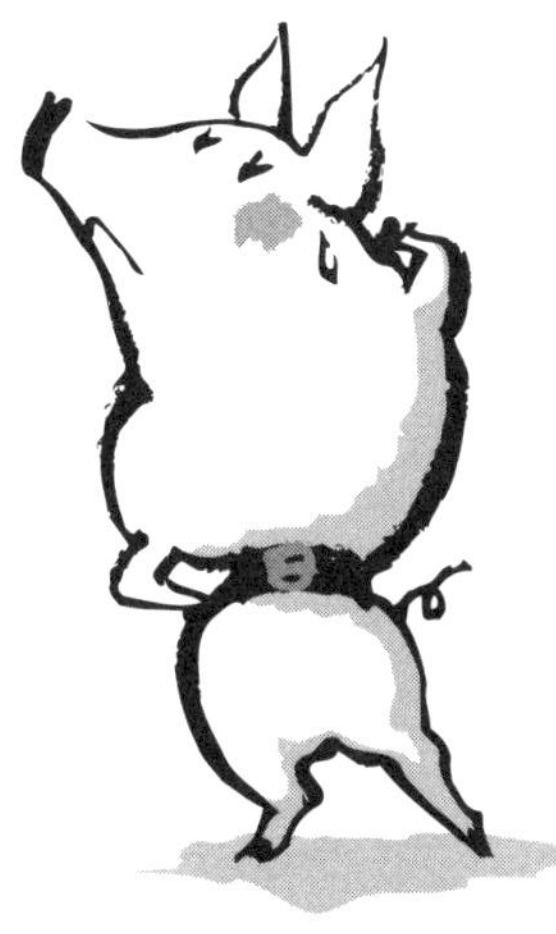

エピローグ

日めくりカレンダー「院長のつぶやき」

開業して5年経過して、患者さんはみなさん似たようなパターンにはまっていることに気づき、診察内では伝えきれないことを何とかしようと思って「院長のつぶやき」を始めた。ふと思いついたことを書き、いちばん目にとまりやすい待合室の掲示板に貼ってみることにした。わかりやすく、ユーモアがあって、それでいて心に入っていくような文面を心がけた。以前、北海道旅行で見た、道路脇に立っていた何気ない看板「カニはチョキでも味はグー」が私のお気に入りだ。誰にも言っていないが、この看板が「院長のつぶやき」の原点かもしれない。

続けるうちに患者さんから、「面白いですね」「先生が考えたのですか？」「よく思いつきますね」「今回のは、いま一つでしたね」「今度のは私にピッタリです」と様々な反応があった。なかにはけっこうハマってしまった人がいて、「たくさん集まったら本にしてください。私、買いますから」とリクエストがあった。

豚もおだてれば何とかで、単純な私は気を良くしてやめられなくなった。まさかこんなにも続くとは思わなかったが、気がつけばかなりの数をつぶやいていた。そこで、開業10周年プロジェクトとして、カレンダー（31枚の日めくりで毎年使える）としてリニューアルをし、平成21年11月にこれびでこっそり970円で発売した。970円というのも、開業が平成10年9月7日であり、そこから語呂合わせで決定したのだ。候補として1097円というのもあったが、おつりを用意するのが大変なので却下された。1097円は問答無用で却下。いくらなんでもあまりにも安すぎる。まるでスーパーの目玉商品だ。結局970円となった。1000円よりちょっと安い、購入意欲をそそる数字だ。

カレンダーは思った以上に好評で、「家族が交代で毎日めくっています。家族の一体感ができました。ありがとうございます」という嬉しい反応があり、「先生にあやかってお店に飾っています」という人まで現れた。家内安全、商売繁盛の効果もあったようだ。「一家のお守りにしています」という人もいた。また、「友人にプレゼントしたら、すごく喜ばれました」という声もあった。お歳暮、お中元などの贈答用にも役立ったようだ。私としては、中学生以上の入学祝い、成人式、入社祝いにも最適かと思う。

「院長のつぶやき」日本全国に発信！

こうしてひとまず目標を達成したカレンダーであるが、さらに大きな進化を遂げることになる。それが本書だ。「院長のつぶやき」もさらに増えて、ますます充実してきた。口コミ効果で私の知らないところでもポツポツと話題になっていることを知った。すっかり気をよくした私は、今度作り直すなら、もっとたくさんの方の目に触れるものにしたいという気持ちがムクムクとわき起こってきた。思いというのは通じるものか、ちょうどそんなとき、編集の仕事に携わる人と知り合い、私の熱い思いを語ったところ、出版の企画をご提案いただいたのだ。

本にするというのは、私にとってうってつけのアイデアだった。なぜなら、カレンダーでは、どうしても販売場所の制約を受ける。知り合いの飲食店に置いてもらったりしていたが、やはり同じ地域内のことなので、大きな変化は得られない。本なら、全国津々浦々、ご要望があれば、どこへでもすぐに馳せ参上！　心ゆくまでご覧いただける。べつに私が参じるわけではないが、気分としてはそんな感じだ。

クリニックの周辺だけだったのが、北は北海道から南は九州、もっと先の沖縄まで、私のつぶやきが発信されるかもしれない。

今までとはスケールが違うし、夢がある。私のつぶやきが一人でも多くの方の心を和ませ、癒しとなり、お役に立てるなんて、ありがたいことだ。こんな嬉しいことはない。本の効果はほかにもある。「ハンドバックの中にしまえるのがいい！」とある女性が支持してくれたのだ。なるほど、本なら携帯できるし、読みたいときにすぐ取り出して読める。こんな利点を知って、私の創作のモチベーションはいちだんと高まった。

ユーモアが人類を救う

本書は数を増した「つぶやき」のなかから選りすぐりの三十一話を集め、加筆と手直しを施し、もうこれ以上のつぶやきは不可能というところまでパワーアップをしたつもりである。ユーモアのセンス、ギャグのキレは、日本の精神科医の四天王のうちの一人ではないかと思っているほどである。他の三人は存じ上げないが……。ひょっとしたら、こんな本まで出版して「何してんのう」と言われるかもしれない。そこまでは誉め過ぎかもしれないが、こんな笑っちゃうような自己陶酔も含めてユーモアと受け止めてもらえれば、これ幸いである。

世の中には、真面目な人、融通がきかない人、完璧主義な人、良いものを持っているが生かされてない人、いろいろもったいないなあ……と思う人がたくさんいる。そんな方はユーモアが足りないことが多いのだ。世の中の余裕がなくなり、人にも余裕がなくなり、当然のようにユーモアが失われていくこの時代だからこそ、ユーモアは大事だと考える。

口角泡を飛ばすような主張より、何気なくふっと口をついて出るようなユーモアのたっぷりつまった「つぶやき」にこそ、物事の本質が隠されていることがある。肩肘張った会話より、たった一言の「つぶやき」で心が通じることがある。たった一言の「つぶやき」で心が救われることがある。その醍醐味を知ってしまった私は、これからもつぶやき続けるであろう。

あとがき

この本を出版することになり、今まで味わったことのない胸の高鳴りを感じています。初恋よりときめいています。

このような体験のきっかけを作っていただいた、コピーライターの岡田新吾様、ゆいぽおとの山本直子様には、御礼を申し上げます。絵を描いていただいた森島知子様、岡田様と引き合わせてくださった、桑原典子様、ありがとうございました。

また、「中村メンタルクリニック」スタッフ、近藤敦子、関口恵子、藤井美穂、日置有紀子、小川隆司、加藤あゆみ、犬塚敬子、松口博美、黒木祥子、竹内千絵、西田安哉美、丸山笑里佳、後藤真理子、石黒奈々、寺倉礼子の素晴らしい仲間たちに感謝いたします。

そして、最後まで読んでいただいた皆様との出会いに感謝いたします。

ありがとうございました。

中村哲也

中村哲也（なかむら　てつや）

一九六二年九月四日生まれ、意外にもA型乙女座。

愛知県の滝高校から藤田保健衛生大学医学部に入学。卒業後は稲沢市民病院、尾西市民病院にて研修、名古屋大学精神医学教室に入局し、同大学付属病院精神科、精治寮病院、一宮市民病院今伊勢分院精神科に勤務し、一九九八年中村メンタルクリニックを開院。

介護保険認定審査委員、就学指導審査委員、家庭裁判所調停員、三菱電機株式会社稲沢工場、いずみ更生園等の嘱託医をすることにより、診療の幅、人生の幅が広がり、ズボンの幅も広がる。ユーモアを大事にし、忙しいのでやせる暇はないが、気の合った仲間と飲んで語って、歌う時間が大好きな精神科医。

イラストレーション　森島知子

装丁　墨　昌宏（エピスワード）

やせ願望もやせ我慢もホドホドに
しろくま院長の笑いの処方箋

２０１０年２月１日　初版第１刷　発行

著　者　中村哲也

発行者　ゆいぽおと
〒４６１―０００１
名古屋市東区泉一丁目15―23
電話　０５２（９５５）８０４６
ファックス　０５２（９５５）８０４７

発売元　ＫＴＣ中央出版
〒１１１―００５１
東京都台東区蔵前二丁目14―14

印刷・製本　モリモト印刷株式会社

ISBN978-4-87758-429-0 C0011

ゆいぽおとでは、
ふつうの人が暮らしのなかで、
少し立ち止まって考えてみたくなることを大切にします。
テーマとなるのは、たとえば、いのち、自然、こども、歴史など。
長く読み継いでいってほしいこと、
いま残さなければ時代の谷間に消えていってしまうことを、
本というかたちをとおして読者に伝えていきます。